现代中医临床高级参考书

中医各家学说教学参考书

张锡纯用药心法丛书

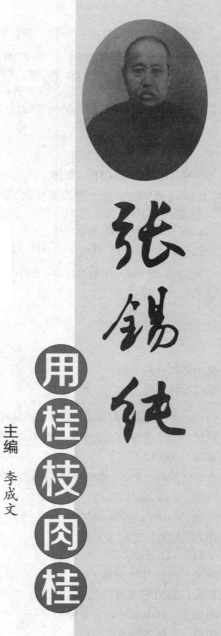

张锡纯

用桂枝肉桂

主编　李成文

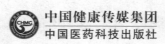
中国健康传媒集团

中国医药科技出版社

内 容 提 要

本书汇集张锡纯临证应用桂枝、肉桂的理、法、方、药、医案与医话，辑桂枝、肉桂方剂49首，医案100余则，医案涉及内、外、妇、儿等40余种病证。可作为中医各家学说辅导参考用书，也适合临床、文献研究者对张锡纯使用的药物进行专题研究参考之用，更适合中医各科临床工作者、中医爱好者系统研究学习张锡纯用药经验之用。

图书在版编目（CIP）数据

张锡纯用桂枝肉桂 / 李成文主编 . — 北京：中国医药科技出版社，2016.8
（张锡纯用药心法丛书）
ISBN 978–7–5067–8627–0

Ⅰ . ①张… Ⅱ . ①李… Ⅲ . ①肉桂 – 中药疗法 Ⅳ . ① R282.71

中国版本图书馆 CIP 数据核字（2016）第 193397 号

美术编辑 陈君杞
版式设计 也 在

出版 **中国健康传媒集团**｜中国医药科技出版社
地址 北京市海淀区文慧园北路甲 22 号
邮编 100082
电话 发行：010 – 62227427 邮购：010 – 62236938
网址 www.cmstp.com
规格 710 × 1000mm $\frac{1}{16}$
印张 9 $\frac{1}{4}$
字数 111 千字
版次 2016 年 8 月第 1 版
印次 2020 年 6 月第 2 次印刷
印刷 三河市国英印务有限公司
经销 全国各地新华书店
书号 ISBN 978–7–5067–8627–0
定价 **25.00 元**

获取新书信息、投稿、为图书纠错，请扫码联系我们。

编 委 会

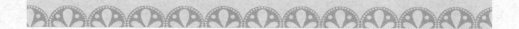

前　言

　　张锡纯（1860~1933年）是清末民初著名医学家，学验俱丰。他从1918年到1933年历经15年时间，总结了自己学习、研究中医的心得体会与临床经验，编纂完成《医学衷中参西录》一书。内容包括医方、病证、药解、医论、医话随笔、伤寒等部分，还有大量详细记录其临证精华的医案夹杂其中。该书重视理论，阐发配伍，详述医案，活用经方，化裁古方，创制新方，擅长小方，精研药性，强调生用，善投大剂，喜用对药，注重用法，一经问世，即洛阳纸贵，对后世产生了巨大的影响。

　　《医学衷中参西录》采用方中夹案、病中夹案、药中夹案、论中夹案、医话随笔中夹案，方后附案、病后附案、药后附案、论后附案、医话随笔后附案，案中论方、案中论药、案中论病、案中论理，方中论病、方中论理、方中论药，药中论理、药中论方、药中论病、药后附案，论中夹药、论中夹方、论中夹病、论中夹案、论后附案，杂谈随笔其他中论理、杂谈随笔其他中论方、杂谈随笔其他中论药、杂谈随笔其他中夹案、杂谈随笔其他中附案等编写方法，因撰写时间跨度长达15年，体例不一，随写随刊，分五次出版，这导致同一内容分散于多个篇章，给后人系统阅读和掌握张锡纯的学术思想与临证用药心法带来了诸多不便。

　　本丛书共10本，其中9本分别从石膏、人参、山药、山茱萸、黄芪、桂（桂枝、肉桂）、赭石、姜、龙牡（龙骨、牡蛎）的角度来写，以药为纲，以点带面，将同一味中药在张锡纯行医的不同时期、分散在书中不同位置的相关应用收集到一起，包括功效、用法、配伍、相关方剂和医案，以期通过专药专题的形式学习张锡纯用药经验，实现对《医学衷中参西录》一书的全面梳理和学习。另外1本《张锡纯用小方》是以方为纲，以临证医案为核心，系统地总结了张锡纯用小方思路的特色，有利于学习与掌握其应用小方的配伍规律与用药经验。希望这种重构类编性质的编排方式，能够帮助读者对经典著作《医学衷中参西录》有一个清晰、系统、全面地认识，从而更好地学习和继承。

丛书遵从以经解经，内容完全出自《医学衷中参西录》一书，最大限度地反映张锡纯本人的经验论述，不添加任何现代人的观点和评价，希望读者读来能有原汁原味、酣畅淋漓的感觉。另外，凡入药成分涉及国家禁猎和保护动物的（如犀角、虎骨等），为保持古籍原貌，原则上不改。但在临床运用时，应使用相关的替代品。

承蒙中国医药科技出版社、《中医各家学说》精编教材编委会、中华中医药学会名医学术思想研究分会的大力支持，使本书得以付梓。

限于作者水平，不当之处敬请斧正。

李成文

于 2016 年孟夏

编写说明

　　本书是作者在长期研读《医学衷中参西录》及编纂《中医学术流派医案·张锡纯医案》的基础上，对张锡纯临证应用桂枝、肉桂的理、法、方、药、医案与医话等进行全面梳理，分类归纳，总结药性功效，配伍规律，汇录方剂，集腋医案，纂成本书，四易其稿。以药为纲，以方为目，以临证医案为核心，涵盖内、外、妇、儿各科疾病。具体内容如下：

　　1. 药效与用法，包括性味、归经、功效、主治、配伍、剂量、用法、禁忌等。

　　2. 桂枝、肉桂方剂分为组成、主治、加减、用法、方论等，按音序排列。方论涵盖经论、病机阐发、辨证思路、方义分析、用药心得、药药配伍、药方配伍、中西药配伍、药药鉴别、方方鉴别、证证鉴别、前人用药得失评价等。对少数没有方名的方剂根据具体情况给予新的方名，所加内容均注明"编者注"，以示区别。原方剂组成中无该药者，若随证加减中，应用该药极具特色者，也酌情选用。医案及论述中所用方剂没有药物组成者，为方便对原文的理解，均用括号注明原方剂药物组成、煎煮与应用方法、主治病证等。

　　3. 医案，汇集《医学衷中参西录》中全部应用桂枝、肉桂的医案，包括张氏所治医案、其子与门徒所治医案、指导他人用药医案、他人用其方药所治医案，及张氏摘录历代名医应用桂枝、肉桂的医案。非张氏所治医案均在案末注明"本案为他人所治，编者注"。出自不同章节的同一医案只取其一，于案后注明另一医案的出处，便于读者相互合参，有利于掌握其处方用药特点。

　　张锡纯用桂枝、肉桂医案按内科、妇科、儿科、外科、五官科分类，

14 岁及以下归入儿科。内科医案按肺病、心病、脾胃病、肝胆病、肾病、其他杂病排序；妇科医案按月经病、妊娠病、杂病排序；儿科医案参考内科排序；五官科医案按耳病、喉病、牙病排序。所有选录内容全部出自《医学衷中参西录》，只对原文归纳综合，并标明出处，不妄评其内容，使其能尽量原汁原味地反映张锡纯临证应用桂枝、肉桂的心得。

4. 对于必须要说明的问题，采用加编者注的形式用括号标注。

本书系统总结了张锡纯应用桂枝、肉桂的临证经验与心得，希望对进一步挖掘中医学宝库、提高临床疗效、发扬光大中医学具有重要的现实意义和深远的历史意义。

本书李成文及马梁艳、韩婷芬编写前言、编写说明、第一章第一节、第三章第一节计 5 万字；孔沈燕编写第一章第二节、第三节，第二章与第三章第二节、第三节、第四节、第五节计 6 万字。李成文通审全稿。

编　者

2016 年孟夏

目 录

第一章　药效与用法 ·················· 1

　第一节　药性功效 ·················· 1

　　一、桂枝 ··················· 1

　　二、肉桂 ··················· 2

　第二节　桂枝配伍 ·················· 3

　第三节　用法禁忌 ·················· 3

　　一、肉桂用法 ·················· 3

　　二、桂枝汤禁忌 ·················· 4

第二章　方剂 ·················· 7

　　大青龙汤 ·················· 7

　　当归四逆加吴茱萸生姜汤 ·········· 10

　　当归四逆汤 ·················· 11

　　肝脾双理丸 ·················· 11

　　桂枝二越婢一汤 ·················· 12

　　桂枝加大黄汤 ·················· 13

　　桂枝加葛根汤 ·················· 15

　　桂枝加芍药汤 ·················· 17

　　桂枝汤 ·················· 18

　　回阳升陷汤 ·················· 28

活络祛寒汤 ································· 29

加减八味地黄汤 ··························· 30

加味桂枝代粥汤 ··························· 30

加味黄芪五物汤 ··························· 32

加味理中地黄汤 ··························· 32

加味苓桂术甘汤 ··························· 34

加味玉屏风散 ····························· 35

金匮肾气丸 ······························· 36

理饮汤 ··································· 37

理郁升陷汤 ······························· 38

理中丸 ··································· 38

苓桂术甘汤 ······························· 39

麻黄加知母汤 ····························· 42

麻黄汤 ··································· 43

秘红丹 ··································· 49

培脾舒肝汤 ······························· 49

升降汤 ··································· 50

舒和汤 ··································· 51

俗传治产后风方 ··························· 51

桃核承气汤 ······························· 52

通小便秘方 ······························· 54

温冲汤 ··································· 54

乌梅丸 ··································· 55

五苓散 ··································· 56

小柴胡汤 ··································· 57

小青龙加石膏汤 ··························· 59

小青龙汤 ··································· 60

燮理汤 ··································· 69

新拟和肝丸 ······························· 71

阳旦汤 ··································· 71

炙甘草汤 ……………………………………… 72

治喘证方 1 …………………………………… 74

治喘证方 2 …………………………………… 74

治吐血方 ……………………………………… 75

治咽喉病方 …………………………………… 75

中将汤 ………………………………………… 76

竹皮大丸 ……………………………………… 76

逐寒荡惊汤 …………………………………… 77

滋肾丸 ………………………………………… 78

第三章 医案………………………………………… 79

第一节 内科医案 …………………………………… 79

感冒 …………………………………………… 79

伤寒 …………………………………………… 81

咳嗽 …………………………………………… 82

喘证 …………………………………………… 83

神昏 …………………………………………… 91

痫证 …………………………………………… 92

胃脘痛 ………………………………………… 93

痞满 …………………………………………… 94

结胸 …………………………………………… 95

呕吐 …………………………………………… 97

饮食不化 ……………………………………… 97

泄泻 …………………………………………… 98

痢疾 …………………………………………… 98

胁痛 …………………………………………… 99

黄疸 …………………………………………… 101

积聚 …………………………………………… 102

臌胀 …………………………………………… 103

中风 ··· 104

颤证 ··· 104

肝阳不振 ·· 105

水肿 ··· 105

白浊 ··· 106

癃闭 ··· 108

小便不禁 ·· 109

血证 ··· 111

痰饮 ··· 114

消渴 ··· 115

汗证 ··· 115

虚损 ··· 116

痹证 ··· 120

痿证 ··· 120

腿痛 ··· 121

肌肤麻痹 ·· 122

奔豚 ··· 122

第二节　妇科医案 ·· 123

痛经 ··· 123

不孕症 ·· 124

阴挺 ··· 124

第三节　儿科医案 ·· 124

温病 ··· 124

呕吐 ··· 126

泄泻 ··· 130

惊风 ··· 130

结胸 ··· 131

虚损 ··· 131

第四节　外科医案 ·· 132

　　破伤风 ……………………………………………… 132

第五节　五官科医案 …………………………………… 132

　　耳鸣 ……………………………………………………… 132

　　咽干 ……………………………………………………… 133

　　牙疳 ……………………………………………………… 133

第一章　药效与用法

第一节　药性功效

一、桂枝

桂枝味辛微甘，性温。力善宣通，能升大气（即胸之宗气），降逆气（如冲气肝气上冲之类），散邪气（如外感风寒之类）。仲景苓桂术甘汤用之治短气，是取其能升也；桂枝加桂汤用之治奔豚，是取其能降也；麻黄、桂枝、大小青龙诸汤用之治外感，是取其能散也。而《本经》论牡桂（即桂枝），开端先言其主咳逆上气，似又以能降逆气为桂枝之特长，诸家本草鲜有言其能降逆气者，是用桂枝而弃其所长也。小青龙汤原桂枝、麻黄并用，至喘者去麻黄加杏仁而不去桂枝，诚以《本经》原谓桂枝主吐吸，吐吸即喘也，去桂枝则不能定喘矣。乃医者皆知麻黄泻肺定喘，而鲜知桂枝降气定喘，是不读《本经》之过也。其花开于中秋，是桂之性原得金气而旺，且又味辛属金，桂枝善抑肝木之盛使不横恣，又桂之枝形如鹿角（树形分鹿角、蟹爪两种），直上无曲，又善理肝木之郁使之条达也。为其味甘，故又善和脾胃，能使脾气之陷者上升，胃气之逆者下降，脾胃调和则留饮自除，积食自化。其宣通之力，又能导引三焦下通膀胱以利小便（小便因热不利者禁用，然亦有用凉药利小便而少加之作向导者），惟上焦有热及恒患血证者忌用。

桂枝非发汗之品，亦非止汗之品，其宣通表散之力，旋转于表里之间，能和营卫、暖肌肉、活血脉，俾风寒自解，麻痹自开，因其味辛而且甘，辛者能散，甘者能补，其功用在于半散半补之间也。故服桂枝汤欲得汗者，必啜热粥，其不能发汗可知；若阳强阴虚者，误服之则汗即脱出，其不能止汗可知。

按：《伤寒论》用桂枝，皆注明去皮，非去枝上之皮也。古人用桂枝，惟取当年新生嫩枝，折视之内外如一，皮骨不分，若见有皮骨可以辨者去之不用，故曰去皮，陈修园之侄鸣岐曾详论之。（《医学衷中参西录·桂枝解》）

《神农本经》载，桂枝主上气咳逆、结气、喉痹、吐吸（吸不归根即吐出），其能降逆气可知。其性温而条达，能降逆气，又能升大气可知。遂单用桂枝尖三钱，煎汤饮下，须臾气息调和如常。

夫以桂枝一物之微，而升陷降逆，两擅其功，以挽回人命于顷刻，诚天之生斯使独也。然非亲自经验者，又孰信其神妙如是哉。（《医学衷中参西录·治喘息方·参赭镇气汤》）

二、肉桂

肉桂味辛而甘，气香而窜，性大热纯阳。为其为树身近下之皮，故性能下达，暖丹田，壮元阳，补相火。其色紫赤，又善补助君火，温通血脉，治周身血脉因寒而痹，故治关节腰肢疼痛及疮家白疽。木得桂则枯，且又味辛属金，故善平肝木，治肝气横恣多怒，若肝有热者，可以龙胆草、芍药诸药佐之。《本经》谓其为诸药之先聘通使，盖因其香窜之气内而脏腑筋骨，外而经络腠理，倏忽之间莫不周遍，故诸药不能透达之处，有肉桂引之，则莫不透达也。

按：附子、肉桂，皆气味辛热，能补助元阳，然至元阳将绝，或浮越脱陷之时，则宜用附子而不宜用肉桂。诚以附子但味厚，肉桂则气味俱浓，补益之中实兼有走散之力，非救危抉颠之大药，观仲景《伤寒论》少阴诸方，用附子而不用肉桂可知也。（《医学衷中参西录·肉桂解》）

肉桂味辣而兼甜，以甜胜于辣者为佳，辣胜于甘者次之。然约皆从生旺树上取下之皮，故均含有油性，皆可入药，至其薄厚不必计也，若其味不但不甚甜，且不甚辣，又兼甚干枯者，是系枯树之皮，不可用也。（《医学衷中参西录·治吐衄方·秘红丹》）

肉桂真善于平肝哉。（《医学衷中参西录·肉桂解》）

第二节　桂枝配伍

又有龙骨、牡蛎与紫石英同用，善敛冲气，与桂枝同用，善平肝气。（《医学衷中参西录·论脑充血证可预防及其证误名中风之由》）

又陈修园曰：芍药苦平破滞，本泻药非补药也。……与生姜、大枣、桂枝同用，则为和营卫之品。（《医学衷中参西录·治喘息方·滋培汤》）

干姜，味辛，性热。为补助上焦、中焦阳分之要药。为其味至辛，且具有宣通之力，与厚朴同用，治寒饮阻塞胃脘，饮食不化；与桂枝同用，治寒饮积于胸中，呼吸短气。（《医学衷中参西录·干姜解》）

若其人手足并痿者，又宜加桂枝兼引之上行。盖树之有枝，犹人之有指臂，故桂枝虽善降逆气，而又能引药力达于指臂间也。（《医学衷中参西录·治肢体瘫痪方·振颓汤》）

第三节　用法禁忌

一、肉桂用法

肉桂气味俱厚，最忌久煎。而坊间又多捣为细末，数沸之后，药力即减，况煎至数十沸乎？……若用肉桂，但去其粗皮，而以整块入煎。至药之类肉桂、类石膏者，可以肉桂、石膏为例矣。（《医学衷中参西录·例言》）

二、桂枝汤禁忌

尝视《伤寒》之方，不但小青龙汤宜加石膏，而他方亦多有宜加凉药者，仲景为医中之圣，所著《伤寒论》一书，弘博渊深，开后人无限法门，原不可轻加拟议。特是天地之气运，数十年而一变。仲景先成《伤寒论》，小青龙汤一方，加法甚多，而独不加石膏，盖其时无可加石膏之证也。后著《金匮》，则小青龙汤加石膏矣，其时有其证可知。相隔应不甚远，气运即有变迁，况自汉季至今，一千六百余年，必执定古人之方，以治今人之病，不知少有变通，是亦不善用古方也。况《伤寒论》前原散佚，经王叔和编次而成，其中能保无舛讹乎？是以愚于《伤寒论》一书，其可信者，尊之如《本经》《内经》，间有不敢信者，不得不存为疑案，以待质高明也。

即如太阳一篇，第二十五节云："服桂枝汤大汗出，脉洪大者，与桂枝汤如前法。"

按：此证有过汗亡阴之象（徐氏《洄溪医案》言过汗亡阴亡阳之分，论之甚详），其脉之洪大，乃阳偏盛也，桂枝之辛温犹可用乎？

第四十五节云："太阳病，肺浮紧，无汗，发热，身终痛，八九日不解，表证仍在，此当发其汗，服药已微除，其人发烦目瞑，剧者必衄，衄乃解，所以然者，阳气重故也，麻黄汤主之。"

按：此证麻黄汤主之，谓用麻黄汤于未衄之前，当发其汗时也。然服麻黄汤后，至于发烦目瞑，剧者且衄，则其先早有伏热可知。设用麻黄汤时，去桂枝勿使动其血分，再加知母以清其伏热，其人不发烦目瞑，血即可以不衄，纵衄时不亦轻乎？且今日寒温诸证，恒有因衄血过剧而愤事者，又不可执定衄后即解也。（《医学衷中参西录·治伤寒方·小青龙汤解》）

《伤寒论》……六十一节云："发汗后，不可更行桂枝汤。汗出而喘，无大热者，可与麻黄、杏仁、甘草、石膏汤主之。"夫此证既汗后不解，必是用辛热之药，发不恶寒证之汗，即温病提纲中，所谓若发汗已也（提纲中所谓若发汗，是用辛热之药强发温病之汗）。其汗出而喘，无大热者，即温病提纲中，所谓若发汗已，身灼热及后所谓自汗出、多眠睡、息必鼾也。睡而息鼾，醒则喘矣。此证既用辛热之药，误发于前，仲景恐医者见其自汗，再误认为桂枝汤证，故特戒之曰：不可更行桂枝汤，而宜治以麻杏甘石汤。此节与温病提纲遥遥相应，合读之则了如指掌。然麻杏甘石汤，诚为治温病初得之的方矣。而愚于发表药中不用麻黄，而用薄荷、蝉蜕者，曾于葛根黄芩黄连汤解后详论之，兹不再赘。（《医学衷中参西录·治温病方·清解汤》）

曾治一人，年四十余。素吸鸦片，于仲冬得伤寒，两三日间，烦躁无汗。原是大青龙汤证，因误服桂枝汤，烦躁益甚。迎愚诊视，其脉关前洪滑，两尺无力。为开仙露汤（生石膏三两、玄参一两、连翘三钱、粳米五钱。上四味，用水五盅，煎至米熟，其汤即成。约可得清汁三盅，先温服一盅。若服完一剂，病犹在者，可仍煎一剂，服之如前。使药力昼夜相继，以病愈为度。然每次临服药，必详细问询病患，若腹中微觉凉，或欲大便者，即停药勿服。候两三点钟，若仍发热未大便者，可少少与服之。若已大便，即非溏泻而热犹在者，亦可少少与服。主治寒温阳明证，表里俱热，心中热，嗜凉水，而不至燥渴，脉象洪滑，而不至甚实，舌苔白浓，或白而微黄，或有时背微恶寒者。编者注），因其尺弱，嘱其徐徐饮下，一次只饮药一口，防其寒凉侵下焦也。病家忽愚所嘱，竟顿饮之，遂致滑泻数次，多带冷沫。上焦益觉烦躁，鼻如烟熏，面如火炙。其关前脉，大于前一倍，又数至七至。知其已成戴阳之证，急用人参一两，煎好兑童便半茶盅，将药碗置凉水盆中，候冷顿饮之。又急用玄参、生地、知母各一两，煎汤一大碗，候用。自服参后，屡诊其脉，过半点钟，脉象渐渐收敛，至数似又加数。遂急将候用之药炖热，徐徐饮下，一次饮药一口，阅两点钟尽剂，周身微汗而愈。此因病家不听所嘱，致有如此之失，幸而救愈，然亦险矣。审是，则凡药宜作数次服者，慎勿顿服也。盖愚自临证以来，无论内伤、外感，凡遇险证，皆煎一大剂，分多次服下。此以小心行其放胆，乃万全之策，非孤注之一掷也。

温病中，有当日得之，即宜服仙露汤者。(《医学衷中参西录·治伤寒温病同用方·仙露汤》)

第二章 方　剂

大青龙汤

[**组成**] 麻黄_{去节,六两}　桂枝_{去皮,二两}　甘草_{炙,二两}　杏仁_{去皮尖,五十}个　生姜_{切,三两}　大枣_{擘,十二枚}　石膏_{碎,如鸡子大}（如鸡子大当有今之三两）

[**主治**] 治伤寒无汗烦躁。

[**用法**] 上七味，以水九升，先煮麻黄，减二升，去上沫，纳诸药，煮取三升，去滓，温服一升，取微似汗，汗出多者，温粉扑之。一服汗者，停后服。汗多亡阳遂虚，恶风烦躁，不得眠也。

[**方论**] 此大青龙汤所主之证，原系胸中先有蕴热，又为风寒锢其外表，致其胸中之蕴热有蓄极外越之势。而其锢闭之风寒，而犹恐芍药苦降酸敛之性，似于发汗不宜，而代以石膏，且多用之以厚其力，其辛散凉润之性，既能助麻、桂达表，又善化胸中蕴蓄之热为汗，随麻、桂透表而出也，为有云腾致雨之象，是以名为大青龙也。至于脉微弱，汗出恶风者，原系胸中大气虚损，不能固摄卫气，即使有热亦是虚阳外浮，若误投以大青龙汤，人必至虚者益虚，其人之元阳因气分虚极而欲脱，遂致肝风萌动而筋惕肉瞤也。夫大青龙汤既不可用，遇此证者自当另有治法，拟用生黄芪、生杭芍各五钱，麻黄钱半，煎汤一次服下，此用麻黄以逐其外感，黄以补其气虚，芍药以清其虚热也。为方中有黄芪以补助气分，故麻黄仍可少用也。若其人已误服大青龙汤，而大汗亡阳，筋惕肉瞤者，宜去方中麻黄加净萸肉一两。

其三十九节原文云：伤寒，脉浮缓，身不疼但重，乍有轻时，无少阴证者，大青龙汤发之。细思此节之文，知所言之证原系温病，而节首冠以伤寒二字者，因中风、温病在本书之定例，均可名为伤寒也。凡外感之脉多浮，以其多兼中风也。前节言伤寒脉浮紧，是所中者为凛冽之寒风，是中风兼伤寒也。后节言伤寒脉浮缓，知所中者非凛冽之寒风，当为柔和之温风，既中柔和之温风，则即成风温矣。是以病为伤寒必胸中烦躁而后可用石膏，至温病其胸中不烦躁，亦恒可用石膏，且其身不疼但重，伤寒第六节温病提纲中，原明言身重此明征也。况其证乍有轻时，若在伤寒必不复重用石膏，惟温病虽有轻时，亦可重用石膏。又伤寒初得有少阴证，若温病则始终无少阴证（少阴证有寒有热，此言无少阴证，指少阴之寒证而言，少阴寒证断不可用大青龙汤，至少阴热证，原为伏气化热窜入少阴，虽在初得亦可治以大青龙汤，此又不可不知），此尤不为伤寒而为温病之明也。由此观之，是此节原为治温病者说法，欲其急清燥热以存真阴为先务也。至愚用此方治温病时，恒以薄荷代方中桂枝，尤为稳妥。

凡发汗所用之药，其或凉或热，贵与病适宜。其初得病寒者宜用热药发其汗，初得病热者宜用凉药发其汗。如大青龙汤证，若投以麻黄汤则以热济热，恒不能出汗，即或出汗其病不惟不解，转益增烦躁，惟于麻、桂汤中去芍药，重加石膏多于麻、桂数倍，其凉润轻散之性，与胸中之烦躁化合自能作汗，矧有麻黄之善透表者以助之，故服后覆杯之顷，即可周身得汗也。曾治一人，冬日得伤寒证，胸中异常烦躁，医者不识为大青龙汤证，竟投以麻黄汤，服后分毫无汗，胸中烦躁益甚，自觉屋隘莫能容，诊其脉洪滑而浮，治以大青龙汤，为加天花粉八钱，服后五分钟，周身汗出如洗，病若失。

或问：服桂枝汤者，宜微似有汗，不可令如水流漓，病必不除，服麻黄汤者，复取微似汗，知亦不可令汗如水流漓也。今于大青龙汤中加花粉，服汤后竟汗出如洗而病若失者何也？答曰：善哉问也，此中原有妙理，非此问莫能发之。凡伤寒、温病，皆忌伤其阴分，桂枝汤证与麻黄汤证，禁过发汗者恐伤其阴分也。至大青龙汤证，其胸中蕴有燥热，得重量之石膏则化合而为汗，其燥热愈深者，化合之汗愈多，非尽量透发于外，其燥热即不能彻底清肃，是以此等汗不出则已，出则如时雨沛然莫可遏抑。盖麻黄、桂枝等汤，皆用药以祛病，得微汗则药力即能胜病，是以无事过汗以伤阴分。至大青龙汤乃合麻、桂为一方，又去芍药之酸收，益以石膏之辛凉，其与胸中所蕴之燥热化合，犹如冶红之铁沃之以水，其热气自然蓬勃四达，此乃调燮其阴阳，听其自汗，此中精微之理，与服桂枝、麻黄两汤不可过汗者，迥不侔也。

或问：大青龙汤证，当病之初得何以胸中即蕴此大热？答曰：此伤寒中伏气化热证也（温病中有伏气化热，伤寒中亦有伏气化热）。因从前所受外寒甚轻，不能遽病，惟伏藏于三焦脂膜之中，阻塞升降之气化，久而化热，后又因薄受外感之激动，其热陡发，窜入胸中空旷之腑，不汗出而烦躁，夫胸中原为太阳之腑（胸中及膀胱皆为太阳之腑，其理详六经总论中），为其犹在太阳，是以其热虽甚而仍可汗解也。(《医学衷中参西录·太阳病大青龙汤证》)

大青龙汤，治伤寒无汗烦躁。是胸中先有内热，无所发泄，遂郁而作烦躁，故于解表药中，加石膏以清内热。然麻黄与石膏并用，间有不汗之时。若用此方，将知母加重数钱，其寒润之性，能入胸中化合而为汁，随麻、桂以达于外，而烦躁自除矣。(《医学衷中参西录·治伤寒方·麻黄加知母汤》)

一为大青龙汤。《伤寒论》中用大青龙汤者有二节。一为第三十七节，其节明言太阳中风脉浮紧。夫伤寒论首节论太阳之脉曰浮，原统中风、伤寒而言。至第二节则言脉缓者为中风，是其脉为浮中之缓也，第三节则言脉阴阳俱紧者为伤寒，是其脉为浮中之紧也。今既明言中风，其脉不为浮缓而为浮紧，是中风病中现有伤寒之脉，其所中者当为溧冽之寒风，而于温病无涉。一为第三十八节。细审本节之文，知其确系温病。何以言之？以脉浮缓，身不疼但重，无少阴证也。盖此节开端虽明言伤寒，仍是以伤寒二字为中风、伤寒、温病之总称。是以伤寒初得脉浮紧；温病初得脉浮缓。伤寒初得身多疼；温病初得身恒不疼而但重（《伤寒论》第六节温病提纲中原明言身重）。伤寒初得恒有少阴证；温病则始终无少阴证（少阴证有寒有热，此指之寒证言，为无少阴寒证，所以敢用大青龙汤，若少阴热证温病中恒有之，正不妨用大青龙汤矣）。此数者皆为温病之明征也。况其病乍有轻时，若在伤寒必不复重用石膏；惟系温病则仍可重用石膏如鸡子大，约有今之四两，因温病当以清燥热救真阴为急务也。至愚用此方时，又恒以连翘代桂枝。虽桂枝、连翘均能逐肌肉之外感，而一则性热，一则性凉。温病宜凉不宜热，故用桂枝不如用连翘。而当日仲师不用者，亦因其未列入药品也（《伤寒论》方中所用之连翘是连翘根，能利水不能发汗）。况大青龙汤中桂枝之分量，仅为麻黄三分之一，仲师原因其性热不欲多用也。(《医学衷中参西录·温病之治法详于《伤寒论》解》)

当归四逆加吴茱萸生姜汤

[**组成**] 即前方（当归三两，桂枝三两，芍药三两，细辛三两，大枣二十五枚，炙甘草二两，通草二两。编者注）加吴茱萸二升　生姜切，半斤

[**主治**] 手足厥逆，脉细欲绝，其人有内寒者。

[**用法**] 以水六升、清酒六升，和煮取五升，去滓，分温五服。

[**方论**] 王和安曰：厥阴经气来自足少阴经，宣于手太阴经，成循环不息之常度。若以血寒自郁于脏，脉象应有弦凝之征。今脉细欲绝，可知少阴经气来源先虚，及复本经受脏寒之感，则虚寒转甚，细而欲绝也。治以当归四逆汤，意在温肝通郁，而必以桂枝、白芍疏浚经气之源，细辛、通草畅达经气之流，内有凝寒，重加吴萸、生姜，温经通气，仍加入原方以全其用，解此，则治经气之定义可三反矣。(《医学衷中参西录·厥阴病当归四逆汤及加吴茱萸生姜汤证》)

当归四逆汤

[**组成**] 当归三两　桂枝去皮，三两　芍药三两　细辛三两　大枣擘，二十五枚　甘草炙，二两　通草二两

[**主治**] 手足厥寒，脉细欲绝者。

[**用法**] 上七味，以水八升，煮取三升，去滓，温服一升，日三服。

[**方论**]《伤寒论》原文：手足厥寒，脉细欲绝者，当归四逆汤主之。若其人内有久寒者，宜当归四逆加吴茱萸生姜汤。

沈尧封曰：叔和释脉法，细极谓之微，即此之脉细欲绝，即与脉微相浑。不知微者，薄也，属阳气虚，细者小也，属阴血虚，薄者未必小，小者未必薄也。盖荣行脉中，阴血虚则实其中者少，脉故小；卫行脉外，阳气虚则约乎外者怯，脉故薄。况前人用微字，多取薄字意，试问"微云淡河汉"，薄乎？细乎？故少阴论中脉微欲绝，用通脉四逆主治回阳之剂也。此之脉细欲绝，用当归四逆主治补血之剂也。两脉阴阳各异，岂堪混释！（《医学衷中参西录·厥阴病当归四逆汤及加吴茱萸生姜汤证》）

肝脾双理丸

[**组成**] 甘草细末，十两　生杭芍细末，二两　广条桂去粗皮细末，两半　川紫朴细末，两半　薄荷冰细末，三钱　冰片细末，二钱　朱砂细末，三两

[**主治**] 肝脾不和，饮食不消，满闷胀疼，或呃逆、嗳气、呕吐，或泄泻，或痢疾，或女子月事不调，行经腹疼，关于肝脾种种诸证。

[**用法**] 上药七味。将朱砂一两与前六味和匀，水泛为丸，桐子大，晾干（忌晒），用所余二两朱砂为衣，勿令余剩，上衣时以糯米浓汁代水，且令坚实光滑方不走气。其用量：常时调养，每服二十粒至三十粒；急用除病时，可服至百粒，或一百二十粒。

[**方论**] 肝脾者，相助为理之脏也。人多谓肝木过盛可以克伤脾土，

即不能消食。不知肝木过弱不能疏通脾土，亦不能消食。盖肝之系下连气海，兼有相火寄生其中。为其连气海也，可代元气布化，脾胃之健运实资其辅助。为其寄生相火也，可借火以生土，脾胃之饮食更赖之熟腐。故曰肝与脾相助为理之脏也。特是肝为厥阴，中见少阳，其性刚果，其气条达，故《内经》灵兰秘典名为将军之官。有时调摄失宜，拂其条达之性，恒至激发其刚果之性而近于横恣，于斯脾胃先当其冲，向之得其助者，至斯反受其损。而其横恣所及，能排挤诸脏腑之气致失其和，故善作疼也。

于斯，欲制肝气之横恣，而平肝之议出焉。至平之犹不足制其横恣，而伐肝之议又出焉。所用之药，若三棱、莪术、青皮、延胡、鳖甲诸品，放胆杂投，毫无顾忌，独不思肝木于时应春，为气化发生之始，若植物之有萌芽，而竟若斯平之伐之，其萌芽有不挫折毁伤者乎？岂除此平肝伐肝之外，别无术以医肝乎？何以本属可治之证，而竟以用药失宜者归于不治乎？愚因目击心伤，曾作论肝病治法在后，登于各处医学志报。近又拟得肝脾双理丸，凡肝脾不和，饮食不消，满闷胀疼，或呃逆、嗳气、呕吐，或泄泻，或痢疾，或女子月事不调，行经腹疼，关于肝脾种种诸证，服之莫不奏效。爰录其方于下，以供诸医界，庶平肝伐肝之盲论自此可蠲除也。(《医学衷中参西录·答刘希文问肝与脾之关系及肝病善作疼之理》)

桂枝二越婢一汤

[**组成**] 桂枝十八铢　芍药十八铢　麻黄十八铢　甘草十八铢　大枣擘，十八铢　生姜切，一两二铢　石膏碎，棉裹，二十四铢

[**用法**] 上七味，以水五升，煮麻黄一二沸，去上沫，内诸药，煮取二升，去滓，温服一升。

[**主治**] 治太阳病发热恶寒，热多寒少。

[**方论**]《伤寒论》有桂枝二越婢一汤，治太阳病发热恶寒，热多寒少。（《医学衷中参西录·治温病方·加味越婢加半夏汤》）

或问：太阳病，发热恶寒，热多寒少，脉微弱者，此无阳也，不可发汗，宜桂枝二越婢一汤。夫既曰无阳，何以复用石膏？既曰不可发汗，何以复用麻黄？答曰：人之血分属阴，气分属阳，无阳从脉微弱看出，是言其气分不足也。盖证既热多寒少，其脉原当有力，若脉果有力时，可直投以越婢汤（麻黄、石膏、生姜、大枣。编者注）矣，或麻杏甘石汤。今因其气分虚而脉象微弱，故用桂枝助其脉（凡脉之微弱者，服桂枝则脉大），以托肌肉中外感之邪外出，随麻黄以达于皮毛也。其云不可发汗者，盖证只宜解肌。麻黄发汗之力虽猛，然所用甚少，且有石膏凉之、芍药敛之，是以服药之后，只为解肌之小汗，而不至于为淋漓之大汗也。（《医学衷中参西录·医话拾零·诊余随笔》）

桂枝加大黄汤

[**组成**]即前方（桂枝三两，芍药六两，炙甘草二两，生姜三两，大枣十二枚。编者注）加大黄二两

[**主治**]本太阳病，医反下之，大实痛者。

[**方论**]太阴之证，不必皆由少阳传来也，又间有自太阳传来者，然自少阳传来，为传经次第之正传，自太阳传来则为误治之坏证矣。

《伤寒论》原文：本太阳病，医反下之，因而腹满时痛者，属太阴也，桂枝加芍药汤主之；大实痛者，桂枝加大黄汤主之。

张拱端曰：太阴脾脏通体连于油网之上，网中之膏油脾所主也。油网布腹中，邪入太阴之网油，故腹满时痛，网油透出躯壳，是生肥肉称肌肉，肌肉与太阳之营卫相接于外，故太阳之邪热可由肌肉而入太阴脾也。用桂枝加芍药汤，以太阳营卫之陷邪可举者，有姜、桂调而举之；不可举者，重加芍药之苦以降之，则满痛可愈。若大实痛者，是膏油受邪过甚，实于其中胰脂化膏之力不足以胜之，故用桂枝加大黄汤，倍

芍药苦降之外，更加大黄助胰脂滑利之性以去膏油之实也。然太阴标阴本湿，只有温汗两法，原无下法，以太阴主湿，湿能濡，无燥结之可下也，今用下行之大黄者何耶？盖大黄虽能下行，亦视所用之轻重为变迁耳。考夫阳明与太阴，俱有满痛证，观阳明之承气汤重用大黄，此处轻用大黄、不独见药之轻重有变迁，更可见阳明与太阴之满痛，其界限又不同。阳明是胃管，胃管内之糟粕，得阳明之燥气，能使结实不大便而满痛，故承气重用大黄以通地道。太阴是脾，脾连油网，在胃管之外网膜膏油中，只能壅水与血而为满痛，理中汤用白术、干姜，燥水湿以散寒也。桂枝加芍药汤、桂枝加大黄汤，均重用芍药泄血分之热也。而桂枝加大黄，虽用大黄，然分两轻于诸药，当从诸药入于太阴脾之网油，不得由大肠径过而下也。例如茵陈蒿汤虽用大黄，其茵陈独多，而大黄随茵陈利湿热由小便出，其理可求矣。

张氏此段疏解颇精细，惟于桂枝汤中倍用芍药之理似欠发挥。盖当误下之后，外感之邪固可乘虚而入太阴，究之脾土骤为降下所伤，肝木即乘虚而侮脾土，腹中之满而且痛，实由肝脾之相龃龉也。桂枝原为平肝（木得桂则枯，且其味辛属金，金能制木也）和脾（气香能醒脾，辛温之性，又善开脾瘀）之圣药，而辅以芍药、甘草、姜、枣，又皆为柔肝扶脾之品，是桂枝汤一方，若免去啜粥，即可为治太阴病之正药也。至于本太阳证，因误下病陷太阴，腹满时痛，而独将方中芍药加倍者，因芍药善治腹痛也。试观仲景用小柴胡汤，腹痛者去黄芩加芍药，通脉四逆汤腹痛者，去葱加芍药此明征也。若与甘草等份同用，为芍药甘草汤，原为仲景复阴之方，愚尝用之以治外感杂证，骤然腹痛（须审其腹痛非凉者），莫不随手奏效。惟其所用之分量，芍药倍于甘草是为适宜，盖二药同用原有化合之妙，此中精微固不易窥测也。且二药如此并用，大有开通之力，则不惟能治腹痛，且能除腹满也。惟此方中芍药加倍为六两，甘草仍为二两，似嫌甘草之力薄弱，服后或难速效，拟将甘草亦加重为三两，应无药性偏重之弊欤。（《医学衷中参西录·太阴病坏证桂枝

加芍药汤及桂枝加大黄汤证》)

桂枝加葛根汤

[**组成**]葛根四两　麻黄去节，三两　桂枝去皮，二两　芍药二两　甘草炙，二两　生姜切，三两　大枣擘，十二枚

[**主治**]治太阳兼阳明之有汗者。

[**用法**]上七味哎咀，以水一斗，先煮麻黄、葛根减二升，去沫，纳诸药，煎取三升，去渣，温服一升。覆取微似汗，不须啜粥，余如桂枝汤法将息及禁忌。

[**方论**]至太阳兼阳明之无汗者，《伤寒论》又另有治法，其方即葛根汤。《伤寒论》原文：太阳病，项背强几几，无汗恶风者，葛根汤主之。

陈古愚曰：桂枝加葛根汤与此汤，俱治太阳经之病，太阳之经输在背，经云："邪入于输，腰脊乃强。"师于二方皆云治项几几者，小鸟羽短，欲飞不能飞，而伸颈之象也。但前方治汗出，是邪从肌腠而入输，故主桂枝；此方治无汗，是邪从肤表而入输，故主麻黄。然邪既入输，肌腠亦病，方中取桂枝汤全方加葛根、麻黄，亦肌表两解之治，与桂枝二麻黄一汤同意而用却不同，微乎微乎！（《医学衷中参西录·太阳阳明合病葛根汤证》）

伤寒之传经，自太阳而阳明，然二经之病恒互相连带，不能划然分为两界也。是以太阳之病有兼阳明者，此乃太阳入阳明之渐也，桂枝加葛根汤所主之病是也。

《伤寒论》原文：太阳病，项背强几几（音殳），反汗出恶风者，桂枝加葛根汤主之。

桂枝加葛根汤方：桂枝二两去皮，芍药二两，甘草二两炙，生姜三两切，大枣十二枚擘，葛根四两。

上六味，以水七升，纳诸药，煮取三升，去滓，温服一升，不须啜

粥，余如桂枝法将息及禁忌。

王和安曰：手阳明经，根于大肠出络胃，外出肩背合于督脉，其气由大肠胃外之油膜吸水所化，循本经上出肩背。葛根纯为膜丝管之组织，性善吸水，入土最深，能吸引土下黄泉之水，化气结脂，上升于长藤支络，最与阳明经性切合，气味轻清，尤善解热，故元人张元素谓为阳明仙药也。此方以桂枝汤治太阳中风之本病，加葛根以清解阳明经之兼病，使兼及阳明经之郁热化为清阳，仍以姜、桂之力引之，从太阳所司之营卫而出。至葛根之分量用之独重者，所以监制姜、桂之热不使为弊也。不须吸粥者，以葛根养液无须谷力之助也。伤寒之病手经足经皆有，因手、足之经原相毗连不能为之分清，是以仲景著书，只浑言某经未尝确定其为手为足也。愚于第一课首节中，曾详论之。王氏注解此方，以手经立论，原《伤寒论》中当有之义，勿讶其为特创别说也。

张拱端曰：太阳之经连风府，上头项，挟脊，抵腰，至足，循身之背。本论论太阳经病约有三样，一头痛，二项强，三背几几。头、项、背三处，一脉相贯，故又有头项强痛，项背强几几之互词，以太阳之经脉，置行于背而上于头，故不限于一处也。读者须知上节只言头痛，是经病之轻证，此节项背强几几，则经脉所受之邪较重。《内经》云："邪入于输，腰脊乃强。"今邪入于太阳之经转，致使项背强几几。察其邪入之路，从风池而入，上不干于脑，而下干于背，故头不痛而项背强也。又据汗出恶风证，是邪不独入经输，且入肌肉，故用桂枝汤以解肌，加葛根以达经输，而疗项背几几之病也。

愚按：太阳主皮毛，阳明主肌肉，人身之筋络于肌肉之中，为其热在肌肉，筋被热铄有拘挛之意，有似短羽之鸟，俾颈难于飞举之状，故以几几者状之也。至葛根性善醒酒（葛花优良，古有葛花解醒汤），其凉而能散可知。且其能鼓胃中津液上潮以止消渴，若用以治阳明之病，是借阳明腑中之气化，以逐阳明在经之邪也，是以其奏效自易也。（《医学衷中参西录·太阳阳明合病桂枝加葛根汤证》）

桂枝加芍药汤

[**组成**] 桂枝_{去皮，三两}　芍药_{六两}　甘草_{炙，二两}　生姜_{切，三两}　大枣_{擘，十二枚}

[**主治**] 本太阳病，医反下之，因而腹满时痛者。

[**用法**] 上五味，以水七升，煮取三升，去滓，分温三服。

[**方论**] 太阴之证，不必皆由少阳传来也，又间有自太阳传来者，然自少阳传来，为传经次第之正传，自太阳传来则为误治之坏证矣。

《伤寒论》原文：本太阳病，医反下之，因而腹满时痛者，属太阴也，桂枝加芍药汤主之；大实痛者，桂枝加大黄汤主之。

张拱端曰：太阴脾脏通体连于油网之上，网中之膏油脾所主也。油网布腹中，邪入太阴之网油，故腹满时痛，网油透出躯壳，是生肥肉称肌肉，肌肉与太阳之营卫相接于外，故太阳之邪热可由肌肉而入太阴脾也。用桂枝加芍药汤，以太阳营卫之陷邪可举者，有姜、桂调而举之；不可举者，重加芍药之苦以降之，则满痛可愈。若大实痛者，是膏油受邪过甚，实于其中胰脂化膏之力不足以胜之，故用桂枝加大黄汤，倍芍药苦降之外，更加大黄助胰脂滑利之性以去膏油之实也。然太阴标阴本湿，只有温汗两法，原无下法，以太阴主湿，湿能濡，无燥结之可下也，今用下行之大黄者何耶？盖大黄虽能下行，亦视所用之轻重为变迁耳。考夫阳明与太阴，俱有满痛证，观阳明之承气汤重用大黄，此处轻用大黄、不独见药之轻重有变迁，更可见阳明与太阴之满痛，其界限又不同。阳明是胃管，胃管内之糟粕，得阳明之燥气，能使结实不大便而满痛，故承气重用大黄以通地道。太阴是脾，脾连油网，在胃管之外网膜膏油中，只能壅水与血而为满痛，理中汤用白术、干姜，燥水湿以散寒也。桂枝加芍药汤、桂枝加大黄汤，均重用芍药泄血分之热也。而桂枝加大黄，虽用大黄，然分两轻于诸药，当从诸药入于太阴脾之网油，不得由大肠径过而下也。例如茵陈蒿汤虽用大黄，其茵陈独多，而大黄随茵陈利湿热由小便出，其理可求矣。

张氏此段疏解颇精细，惟于桂枝汤中倍用芍药之理似欠发挥。盖当误下之后，外感之邪固可乘虚而入太阴，究之脾土骤为降下所伤，肝木即乘虚而侮脾土，腹中之满而且痛，实由肝脾之相龃龉也。桂枝原为平肝（木得桂则枯，且其味辛属金，金能制木也）和脾（气香能醒脾，辛温之性，又善开脾瘀）之圣药，而辅以芍药、甘草、姜、枣，又皆为柔肝扶脾之品，是桂枝汤一方，若免去啜粥，即可为治太阴病之正药也。至于本太阳证，因误下病陷太阴，腹满时痛，而独将方中芍药加倍者，因芍药善治腹痛也。试观仲景用小柴胡汤，腹痛者去黄芩加芍药，通脉四逆汤腹痛者，去葱加芍药此明征也。若与甘草等份同用，为芍药甘草汤，原为仲景复阴之方，愚尝用之以治外感杂证，骤然腹痛（须审其腹痛非凉者），莫不随手奏效。惟其所用之分量，芍药倍于甘草是为适宜，盖二药同用原有化合之妙，此中精微固不易窥测也。且二药如此并用，大有开通之力，则不惟能治腹痛，且能除腹满也。惟此方中芍药加倍为六两，甘草仍为二两，似嫌甘草之力薄弱，服后或难速效，拟将甘草亦加重为三两，应无药性偏重之弊欤。（《医学衷中参西录·太阴病坏证桂枝加芍药汤及桂枝加大黄汤证》）

桂枝汤

[**组成**] 桂枝去皮，三两　　芍药三两　　甘草炙，二两　　生姜三两　　大枣擘，十二枚

[**主治**] 太阳病，发热，汗出，恶风，脉缓者；太阳病，脉浮者。

[**用法**] 上五味㕮咀，以水七升，微火煮取三升，去滓，适寒温，服一升。服已须臾，啜热稀粥一升余，以助药力，温覆令一时许，遍体漐漐微似有汗者益佳，不可令如水流漓，病必不除。若一服汗出病瘥（愈也），停后服，不必尽剂；若不汗，更服，依前法。又不汗，后服当小促其间，半日许，令三服尽；若病重者，一日一夜服，周时观之。服

一剂尽，病证犹在者，更作服。若汗不出者，乃服至二三剂。禁生冷、黏滑、肉面、五辛、酒酪、臭恶等物。

[**方论**] 古用桂枝，但取新生枝之嫩尖，折视之皮骨不分，若见有皮骨可分者，去之不用，非去枝上之皮也。

陈古愚曰：桂枝辛温阳也，芍药苦平阴也。桂枝又得生姜之辛同气相求，可恃之以调周身之阳气；芍药而得大枣、甘草之甘，则甘苦化合可恃之以滋周身之阴液，即取大补阴阳之品，养其汗源为胜邪之本，又啜粥以助之，取水谷之津以为汗，汗后毫不受伤，所谓立身有不败之地以图万全也。

人之营卫皆在太阳部位，卫主皮毛，皮毛之内有白膜一层名为腠理，腠理之内遍布微丝血管即营也。其人若卫气充盛，可为周身之外围，即受风不能深入（此受风，不可名为中风），其人恒多汗闭不出，迨其卫气流通，其风自去，原可不药而愈也。至桂枝汤所主之证，乃卫气虚弱，不能护卫其营分，外感之风直透卫而入营，其营为风邪所伤，又乏卫之保护，是以易于出汗。其发热者，因营分中之微丝血管原有自心传来之热，而有风以扰之，则更激发其热也。其恶风者，因卫虚无御风之力，而病之起点又由于风也。推原其卫气不能卫护之故，实由于胸中大气之虚损。《灵枢·五味篇》曰："谷始入于胃，其精微者，先出于胃之两焦，以溉五脏，别出两行营卫之道，其大气之抟而不行者，积于胸中，命曰气海。"由斯观之，营卫原与胸中大气息息相通，而大气实为营卫内部之大都会，愚临证实验以来，见有大气虚者，其营卫即不能护卫于外而汗出淋漓，夫大气原赖水谷之气时时培养，观服桂枝汤者当啜热粥以助药力，此不惟助其速于出汗，实兼欲助胸中大气以固营卫之本源也。

或问：桂枝汤提纲中，原谓阴弱者汗自出，未尝言阳弱者汗自出也。夫关后为阴主血，关前为阳主气，桂枝汤证，其弱脉惟见于关后，至关前之脉则见有浮象，未见其弱，而先生竟谓桂枝汤证之出汗，实由于胸中大气之弱，不显与提纲中之言相背乎？答曰：凡受风之脉多见于关前，提纲中所谓阳浮者，其关前之脉因受风而浮也，所谓阴弱者，知其未病之先其脉原弱，至病后而仍不改其弱也。由斯而论，其未病之先，不但关后之脉弱，即关前之脉亦弱，既病之后，其关前脉之弱者转为浮脉所掩，而不见其弱耳。然其脉虽浮，必不任重按，是浮中仍有弱也，特古人立言尚简，未尝细细明言耳。孟子谓："读古人之书，不过文害辞，不以辞害志，以意逆志，是为得之。"至吾人之读古人之医书，亦当遵斯道也。是以愚用桂枝汤时，恒加黄芪以补其胸中大气，加薄荷以助其速于出汗，不至若方后所云，恒服药多次始汗也。又宜加天花粉助芍药以退热（但用芍药退热之力恒不足），即以防黄芪服后能助热也（黄芪天花粉等份并用，其凉热之力相敌，若兼用之助芍药清热，分量又宜多用）。若遇干呕过甚者，又宜加半夏以治其呕，惟此时药局所鬻之半夏，多制以矾（虽清半夏亦有矾），若用以止呕，必须用微温之水淘净矾味，用之方效。

或疑《伤寒论》方中未有用薄荷者，想薄荷之性或于伤寒有所不宜，是以仲景于治伤寒诸方中未尝一用。不知论古人之方，当先知古人所处之世，当仲景时，论药之书惟有《神农本经》，是以仲景所用药品不外《神农本经》，而薄荷古名为苛，菜蔬中或有用者，而《本经》未载，是以仲景不用也。且薄荷之性凉而能散，能发出人之凉汗，桂枝汤证，原挟有外感之热，发出凉汗即愈矣。惟不宜过煎以存其辛凉之性，则用之必有效也。

愚治桂枝汤证，又有屡用屡效之便方，较用桂枝汤殊为省事，方用生怀山药细末两半或一两，凉水调和煮成稀粥一碗，加白糖令适口，以之送服西药阿司匹林一瓦（合中量二分六里四毫），得汗即愈。

山药富有蛋白质，人皆知其为补肾润肺之品，而实具有人参性质，能培养全身气化，兼能固摄全身气化，服之能补助胸中大气，使卫气外护之力顿强。阿司匹林之原质，存于杨柳皮液中，而少加硫酸制之，为洞悉其原质及制法，故敢与中药并用。杨柳皮中之津液其性原清凉，且有以皮达皮之用，又少制以硫酸则其透表之力最速，少少用之即可发出周身凉汗，而外感之风热可因之而顿解矣。

男荫潮按：有服阿司匹林不能得汗者，必其人素有蕴寒，其脉之迟，阿司匹林之性原凉，故服之不能得汗，若煎生姜汤送服，其内蕴之寒得姜之辛温透表，与阿司匹林相济，必能得汗，屡用屡效，故附录之。

桂枝汤证之出汗，不过间有出汗之时，非时时皆出汗也，故必用药再发其汗，始能将外感之风邪逐出。然风邪去后，又虑其自汗之病不愈，故方中山药与阿司匹林并用，一发汗、一止汗也，至于发汗与止汗之药并用而药力两不相妨者，此中原有深义。盖药性之入人脏腑，其流行之迟速原迥异，阿司匹林之性其发汗最速，而山药止汗之力则奏效稍迟，是以二药虽一时并用，而其药力之行则一先一后，分毫不相妨碍也。(《医学衷中参西录·太阳病桂枝汤证》)

太阴之病，有时可由汗解者，然必须病机有外越之势，原非强发其汗也。

《伤寒论》原文：太阴病，脉浮者，可发汗，宜桂枝汤。

脉浮者，乃太阴之病机外越，原可因其势而导之，故可服桂枝汤以发其汗也。若其脉之浮而有力者，宜将桂枝减半（用钱半），加连翘三钱，盖凡脉有浮热之象者，过用桂枝，恒有失血之虞，而连翘之性凉而宣散，凡遇脉象之浮而有力者，恒得之即可出汗，故减桂枝之半而加之以发汗也。恐其汗不出者，服药后亦可啜粥，若间有太阴腹满之本病者，可加生莱菔子三钱。盖莱菔子生用，其辛辣之味不但可以消胀满，又可助连翘发汗也。(《医学衷中参西录·太阴病桂枝汤证》)

伤寒初得宜用热药发其汗，麻黄、桂枝诸汤是也。(《医学衷中参西录·伤寒风温始终皆宜汗解说》)

太阳中风，阳浮而阴弱（脉法关前为阳，关后为阴，其浮脉见于关前，弱脉见于关后，浮者着手即得，弱者不任重按），阳浮者热自发，阴弱者汗自出，啬啬恶寒（单弱不胜寒之意），淅淅恶风（为风所伤恒畏风声之意），翕翕发热（其热蕴而不散之意），鼻鸣干呕者，桂枝汤主之。（《医学衷中参西录·太阳病桂枝汤证》）

为中风为伤寒之诱起，是以太阳篇开始之第一方为桂枝汤，其方原为治中风而设也。《伤寒论》原文：太阳病，发热，汗出，恶风，脉缓者（缓脉与迟脉不同，脉搏以一息四至为准，脉迟者不足四至，若缓脉则至数不改似有懒动之意），名为中风。（《医学衷中参西录·太阳病桂枝汤证》）

《伤寒论）原文：服桂枝汤，大汗出后，大烦渴不解，脉洪大者，白虎加人参汤主之。

白虎加人参汤方：知母六两，石膏一斤碎绵裹，甘草二两炙，粳米六合，人参二两。

上五味，以水一斗，煮米熟汤成，去滓，温服一升，日三服。

服桂枝汤原取微似有汗，若汗出如水流滴，病必不解，此谓服桂枝汤而致大汗出，是汗出如水流滴也。因汗出过多，大伤津液，是以大烦大渴，脉洪大异常，以白虎汤解其热，加人参以复其津液而病可愈矣。（《医学衷中参西录·续申白虎加人参汤之功用》）

尝观《伤寒论》第六十二节云："发汗后，不可更行桂枝汤，汗出而喘，无大热者，可与麻黄杏仁甘草生石膏汤。"今取此节与温病提纲对观，则此节之所谓发汗后，即提纲之所谓若发汗也；此节之所谓喘，即提纲之所谓息必鼾也，由口息而喘者，由鼻息即鼾矣；此节之所谓无大热，即提纲之所谓身灼热也，盖其灼热犹在外表，心中仍无大热也，将此节之文与温病提纲一一比较，皆若合符节。夫中风、伤寒、温病特立三大提纲，已并列于篇首，至其后则于治中风治伤寒之方首仍加提纲，以彼例此，确知此节之文原为温病之方，另加提纲无疑，即麻杏甘石汤为治温病之方无疑也。盖当仲景时，人之治温病者，犹混温病于中风、伤寒之中，于病初得时，未细审其发热不恶寒，而以温热之药发之，是以汗后不解。或见其发热不恶寒，误认为病已传里，而竟以药下之，是以百六十三节，又有下后不可更行桂枝汤云云。所稍异者，一在汗后，一在下后，仲景恐人见其汗出再误认为桂枝证，故切戒其不可更行桂枝汤，而宜治以麻杏甘石汤。盖伤寒定例，凡各经病证误服他药后，其原病犹在者，仍可投以正治之原方，是以百零三节云，凡柴胡汤病证而下之，若柴胡证不罢者复与小柴胡汤。以此例彼，知麻杏甘石汤为救温病误治之方，实即治温病初得之主方，而欲用此方于今日，须将古方之分量稍有变通。（《医学衷中参西录·太阳温病麻杏甘石汤证》）

陈古愚曰："桂枝辛温，阳也。芍药苦平，阴也。桂枝又得生姜之辛，同气相求，可恃之调周身之阳气。芍药而得大枣、甘草之甘苦化合，可恃之以滋周身之阴液。既取大补阴阳之品，养其汗源，为胜邪之本，又啜粥以助之，取水谷之津以为汗，汗后毫不受伤，所谓立身于不败之地，以图万全也。"

按：此解甚超妙，而于啜粥之精义，犹欠发挥。如谓取水谷之津以为汗，而人无伤损，他发汗药何以皆不啜粥？盖桂枝汤所主之证，乃外感兼虚之证，所虚者何？胸中大气是也。《内经》曰："谷始入于胃，其精微者，先出于胃之两焦，以溉五脏，而其大气之抟而不行者，积于胸中，命曰气海。"由斯观之，大气虽本于先天，实赖后天水谷之气培养而成。桂枝汤证，既因大气虚损，致卫气漫散，邪得越卫而侵营，故于服药之后，即啜热粥，能补助胸中大气以胜邪，兼能宣通姜、桂以逐邪，此诚战则必胜之良方也。乃后世医者忽不加察，虽用其方，多不啜粥，致令服后无效，病转深陷，故王清任《医林改错》深诋桂枝汤无用，非无用也，不啜粥故也。（《医学衷中参西录·治伤寒方·加味桂枝代粥汤》）

凡服桂枝汤原方，欲其出汗者，非啜粥不效。（《医学衷中参西录·治伤寒方·加味桂枝代粥汤》）

葛根黄芩黄连汤解：《伤寒论》曰：太阳病桂枝证，反下之，利遂不止，脉促者，表未解也，喘而汗出者，葛根黄芩黄连汤主之。

唐容川曰：此节提出桂枝证，以别于上书麻黄证之太阳病也。上二节是伤寒，以见此一节是伤风。风在肌肉，阳明所司之界，本能翕翕发热，若误下之，则热邪内陷，为协热下利，与上节之必自利者不同。何以知其与上节寒利不同哉？盖寒脉不数，今以其脉数而歇至，名之为促，所以促者，因热内陷而表未解，故邪欲出而不得出，是以促急也。热气逆于肺则喘，热气蒸于肌腠则汗出，此太阳阳明协热下利之证，故用葛根黄芩黄连汤治之。陆九芝曰：温热之与伤寒所异者，伤寒恶寒，温热不恶寒耳，恶寒为太阳主证，不恶寒为阳明主证，仲景于此，分之最严。恶寒而无汗用麻黄，恶寒而有汗用桂枝，不恶寒而有汗且恶热者用葛根。阳明之葛根，即太阳之桂枝也，所以达表也。葛根黄芩黄连汤中之芩、连，即桂枝汤中之芍药也，所以安里也。桂枝协麻黄，治恶寒之伤寒。葛根协芩、连，治不恶寒之温热。其方为伤寒温热之分途，任后人审其病之为寒为热而分用之。尤重在芩、连之苦，不独可降、可泻，且合苦以坚之之义，坚毛窍可以止汗，坚肠胃可之止利。所以葛根黄芩黄连汤，又有下利不止之治。一方而表里兼清，此则药借病用，本不专为下利设也。乃后人视此方，若舍下利一证外，更无他用者何也。

按：用此方为阳明温热发表之药，可为特识。然葛根发表之力甚微，若遇证之无汗者，拟加薄荷、蝉蜕，或更加连翘，方能得清凉解热之汗。试观葛根汤，治项背强几几，无汗恶风者，必佐以麻、桂可知也。(《医学衷中参西录·治伤寒方·葛根黄芩黄连汤解》)

观此医案（指赵晴初治族侄柏堂，二十一岁时，酒后寐中受风，遍身肌肤麻痹，搔之不知疼痒，饮食如常。时淮阴吴鞠通适寓伊芳家，投以桂枝汤，桂枝五钱、白芍四钱、甘草三钱、生姜三片、大枣两枚，水三杯，煎二杯，先服一杯，得汗止后服，不汗再服。并嘱弗夜膳，临睡腹觉饥，服药一杯，须臾啜热稀粥一碗，覆被取汗。柏堂如其法，只一服，便由头面至足，遍身得微汗，汗到处以手搔之，辄知疼痒，次日病若失。编者注），知欲用桂枝汤原方发汗者，必须啜粥，

若不啜粥，即能发汗，恐亦无此功效（本案为他人所治。编者注）。（《医学衷中参西录·治伤寒方·加味桂枝代粥汤》）

桂枝汤亦非治阴证之药，乃治伤风有汗之药。然桂枝下咽，阳盛则毙，叔和之言，诚千古不易之论。故伤寒无汗者，误服桂枝汤，犹大热烦渴，变为白虎汤证，况内蕴实热者乎！（《医学衷中参西录·治温病方·寒解汤》）

或问：桂枝汤证，其原因既为大气虚损，宜其阳脉现微弱之象，何以其脉转阳浮而阴弱乎？答曰：人之一身，皆气之所撑悬也。此气在下焦为元气，在中焦为中气，在上焦为大气，区域虽分，而实一气贯注。故一身之中，无论何处气虚，脉之三部，皆现弱象。今其关前之脉因风而浮，转若不见其弱，而其关后之脉仍然微弱，故曰阳浮而阴弱也。如谓阴弱为下焦阴虚，则其脉宜兼数象。而愚生平所遇此等证，其脉多迟缓不及四至，其为气分虚损，而非阴分虚损可知。即所谓啬啬恶寒、淅淅恶风，翕翕发热，亦皆气分怯弱之形状也。后世谓"伤寒入足经，不入手经"。治伤寒之方，亦但治足经，不治手经，其说诚非也。夫麻黄汤，兼治手太阴经，于前方后曾详论之。至桂枝汤，兼治手太阳经，唐容川论之甚详。其言曰：膀胱主气属卫分，小肠主火主血属营分。营生于心、藏于肝，而导之出者小肠也。心火生营血，循包络下入肝膈，散走连网而及小肠，通体全生于连网之上。小肠者心之腑，而连网者，肝膈相连者也。小肠宣心之阳，从连网肝膈之中，而外达腠理，又外达肌肉，是为营气与卫气合，以成其为太阳之功用。故邪在营分，用甘、枣补脾，从脾之膏油外达，以托肌肉之邪。用芍药行肝血，从肝膈连网而外达肌肉，以行营血之滞。用生姜宣三焦少阳之气，从连网达腠理，以散外邪。而尤重在桂枝一味，能宣心阳，从小肠连网，以达于外，使营血充于肌肉间，而邪不得留也。然则此方，正是和肌肉、治营血之方，正是小肠血分之方。盖膀胱属水，小肠属火，以火化水，而后成太阳之功用。若不知水火合化之理，则此方之根源不明也。

按：连网即包连脏腑之网油脂膜，亦即三焦也。从前论三焦者，皆未能确指为何物，独容川所著《医经精义》论之甚详，能发前人所未发，其功伟矣。

王叔和《脉诀》三焦与心包络，皆诊于右尺，后世多有诋其差谬者。愚向亦尝疑之，后见容川所论三焦与肾系，心始豁然。所谓肾系者，即络肾之脂膜。其根连于脊椎，自下数第七节处，此为命门穴，乃相火由生之处。此油膜，原与网油相连为一体，上为膈膜，更上为心与肺相连之包络，由斯知心包络与三焦，亦皆发原于命门。且心包络与三焦脏腑相配，又皆属火，故可与相火同诊于右尺也。叔和当日，去古未远，此必有秘传口授，而后笔之于书也。详观容川之论，可明叔和之《脉诀》；既明叔和之《脉诀》，更知容川之论信而有征矣。(《医学衷中参西录·治伤寒方·加味桂枝代粥汤》)

陆九芝曰：温热之与伤寒所异者，伤寒恶寒，温热不恶寒耳。恶寒为太阳主证，不恶寒为阳明主证，仲景于此分之最严。恶寒而无汗用麻黄，恶寒而有汗用桂枝，不恶寒而有汗且恶热者用葛根。阳明之葛根，即太阳之桂枝也，所以达表也。葛根黄连黄芩汤中之芩、连，即桂枝汤中之芍药也，所以安里也。桂枝协麻黄治恶寒之伤寒，葛根协芩、连治不恶寒之温热，其方为伤寒、温热之分途，任后人审其病之为寒为热而分用之。尤重在芩、连之苦，不独可降可泻，且合苦以坚之之义，坚毛窍可以止汗，坚肠胃可以止利，所以葛根黄芩黄连汤又有下利不止之治，一方而表里兼清，此则药借病用，本不专为下利设也。乃后人视此方若舍下利一证外，更无他用者何也！

按：用此方为阳明温热发表之药可为特识，然葛根发表力甚微，若遇证之无汗者，当加薄荷叶三钱，始能透表出汗，试观葛根汤治项背强几几无汗恶风者，必佐以麻、桂可知也。当仲景时薄荷尚未入药，前曾论之。究之清轻解肌之品，最宜于阳明经病之发表，且于温病初得者，不仅薄荷，若连翘、蝉蜕其性皆与薄荷相近，而当仲景时，于连翘只知用其根（即连轺赤小豆汤中之连轺）以利小便，而犹不知用连翘以发表。至于古人用蝉，但知用蚱蝉，是连其全身用之，而不知用其蜕有皮以达皮之妙也。盖连翘若单用一两，能于十二小时中使周身不断微汗。若止用二三钱于有薄荷剂中，亦可使薄荷发汗之力绵长。至蝉蜕若单用三钱煎服，分毫不觉有发表之力，即可周身得微汗，且与连翘又皆为清表温疹之妙品以辅佐薄荷奏功，故因论薄荷而连类及之。（《医学衷中参西录·阳明病葛根黄芩黄连汤证》）

　　其（指《伤寒论》。编者注）第六十一节云："发汗后，不可更行桂枝汤。汗出而喘，无大热者，可与麻杏甘石汤。"夫此节之所谓发汗后，即提纲之所谓若发汗也。此节之所谓喘，即提纲之所谓息必鼾也；由口息而喘者，由鼻息即鼾矣。此节之所谓无大热，即提纲之所谓身灼热也；为其但身灼热，是其热犹在表，心中仍无大热。两两比较，此节原与提纲之文大略相同，而皆为温病无疑也。其所以汗后不解而有种种诸病者，必其用温热之药强发其汗，以致汗出之后病转加剧。仲景恐人见其有汗误认为桂枝汤证而再投以桂枝汤，故特戒之曰不可更行桂枝汤，宜治以麻杏甘石汤。则麻杏甘石汤实为温病表证之的方，虽经误治之后，其表证尤在者，仍可用之以解表也。盖古人立言简贵，多有互文以见义者。为此节所言之病状即温病提纲所言之病状，故此节不再申明其为温病。为提纲未言治法，而此节特言明治法，以补提纲所未备。此将二节相并读之，无待诠解自明也。然此所论者，风温初得之治法（提纲明言风温之为病）。若至冬伤于寒及冬不藏精至春乃发之温病，或至夏秋乃发之温病，恒有初发之时即于表证无涉者，又不必定用麻杏甘石汤也。（《医学衷中参西录·《伤寒论》中有治温病初得方用时宜稍变通说》）

　　表兄王瑞亭年四十三岁，素吸鸦片，于仲冬得伤寒证。两三日间，烦躁无汗，原是大青龙汤证，因误服桂枝汤，烦躁益甚。迎愚诊视，其脉关前洪滑，而两尺无力，遂投以大剂凉润之品，而少用透表和中之药佐之，因其尺脉不实，嘱其煎汤二茶杯，作十余次饮下，一次只温饮一大口，防其寒凉侵下焦也。病家忽愚所嘱，竟顿饮之，遂致滑泻数次，多带冷沫，上焦益烦躁，鼻如烟熏，面如火炙，其关前脉大于从前一倍，数至七至，知其已成戴阳之证。急用人参一两，煎汤兑童便半茶杯（须用食盐酱童子之便，取其质咸能制参），置药杯于凉水盆中，候冷顿饮之，又急用玄参、生地、知母各一两，煎汤一大碗备用。自服参后，屡诊其脉，过半点钟脉象渐渐收敛，至数似又加数，遂急将备用之药炖极热，徐徐饮下，一次饮药一口，阅两点钟尽剂，周身微汗而愈。（《医学衷中参西录·人参解》）

回阳升陷汤

[**组成**] 生黄芪八钱　干姜六钱　当归身四钱　桂枝尖三钱　甘草一钱

[**主治**] 治心肺阳虚，大气又下陷者。其人心冷、背紧、恶寒，常觉短气。

[**方论**] 周身之热力，借心肺之阳，为之宣通，心肺之阳，尤赖胸中大气，为之保护。大气一陷，则心肺阳分素虚者，至此而益虚，欲助心肺之阳，不知升下陷之大气，虽日服热药无功也。（《医学衷中参西录·治大气下陷方·回阳升陷汤》）

《内经》"上气不足，脑为不满"二语，非但据理想象也，更可实征诸囟门未合之小儿。《灵枢·五味篇》谓"大气抟于胸中，赖谷气以养之，谷不入半日则气衰，一日则气少"。大气即宗气也（理详首卷大气诠中）。观小儿慢惊风证，脾胃虚寒，饮食不化，其宗气之衰可知；更兼以吐泻频频，虚极风动，其宗气不能助血上升以灌注于脑更可知。是以小儿得此证者，其囟门无不塌陷，此非"上气不足，脑为不满"之明征乎？时贤王勉能氏谓"小儿慢惊风证，其脾胃虚寒，气血不能上朝脑中，既有贫血之病，又兼寒饮填胸，其阴寒之气上冲脑部，激动其脑髓神经，故发痫痓"，实为通论。（《医学衷中参西录·论脑贫血治法》）

又方书谓：真阴寒头疼证，半日即足损命。究之此证实兼因宗气虚寒，不能助血上升，以致脑中贫血乏气，不能御寒，或更因宗气虚寒之极而下陷，呼吸可至顿停，故至危险也（理亦参观大气诠自明）。审斯，知欲治此证，拙拟回阳升陷汤（系生箭芪八钱，干姜、当归各四钱，桂枝尖三钱，甘草一钱）可为治此证的方矣。若细审其无甚剧之实寒者，宜将干姜减半，或不用亦可。（《医学衷中参西录·论脑贫血治法》）

有心脏本体之阳薄弱，更兼胃中积有寒饮溢于膈上，凌逼心脏之阳，不能用事，其心脏渐欲麻痹，脉象异常微细，脉搏异常迟缓者，宜治以拙拟理饮汤（系干姜五钱，於白术四钱，桂枝尖、茯苓片、炙甘草各二钱，生杭芍、广橘红、川厚朴各钱半。剧痛者加黄芪三钱），连服十余剂，寒饮消除净尽，心脏之阳自复其初，脉之微弱迟缓者亦自复其常矣（此证间有心中觉热，或周身发热。或耳鸣欲聋种种反应象，须兼看理饮汤后所载治愈诸案，临证诊断自无差误）。（《医学衷中参西录·论心病治法》）

活络祛寒汤

[**组成**] 生黄芪五钱　当归四钱　丹参四钱　桂枝尖二钱　生杭芍三钱 生明乳香四钱　生明没药四钱　生姜三钱

[**主治**] 治经络受寒，四肢发搐，妇女多有此证。

[**加减**] 寒甚者，加干姜三钱。

[**方论**] 证寒在经络，不在脏腑。经络多行于肌肉之间，故用黄芪之温补肌肉者为君，俾其形体壮旺，自能胜邪。又佐以温经络、通经络诸药品，不但能祛寒，且能散风，此所谓血活风自去也。风寒既去，血脉活泼，其搐焉有不止者乎？（《医学衷中参西录·治气血郁滞肢体疼痛方·活络祛寒汤》）

加减八味地黄汤

[**组成**] 大怀熟地一两　净萸肉一两　生怀山药八钱　生杭芍三钱　大云苓片二钱　泽泻钱半　乌附子二钱　肉桂去粗皮后入，二钱　怀牛膝三钱　苏子研炒，二钱

[**主治**] 脉阴阳俱紧，反汗出者，咽痛。

[**用法**] 煎汤盅半，分两次温服。

[**方论**] 伤寒少阴篇第三节：病人脉阴阳俱紧，反汗出者，亡阳也，此属少阴，法当咽痛。此节亦未列治法。按少阴脉微细，此则阴阳俱紧，原为少阴之变脉。紧脉原不能出汗，因其不当出汗者而反自汗，所以知其亡阳。其咽痛者，无根之阳上窜也。拟用大剂八味地黄汤，以芍药易丹皮，再加苏子、牛膝，收敛元阳归根以止汗，而咽痛自愈也。

（《医学衷中参西录·详论咽喉证治法》）

加味桂枝代粥汤

[**组成**] 桂枝尖三钱　生杭芍三钱　甘草钱半　生姜三钱　大枣掰开，三枚　生黄芪三钱　知母三钱　防风二钱

[**主治**] 治伤寒有汗。

[**用法**] 煎汤一茶盅，温服，覆被令一时许，遍身微似有汗者益佳。不可如水流漓，病必不除。禁生冷、黏滑、肉面、五辛、酒酪及臭恶等物。

[**方论**] 桂枝汤为治伤风有汗之方。释者谓风伤营则有汗，又或谓营分虚损即与外邪相感召。斯说也，愚尝疑之。人之营卫，皆为周身之外廓。卫譬则郭也，营譬则城也，有卫以为营之外围，外感之邪，何能越卫而伤营乎？盖人之胸中大气，息息与卫气相关，大气充满于胸中，则饶有吸力，将卫气吸紧，以密护于周身，捍御外感，使不得着体，即或着体，亦止中于卫，而不中于营，此理固显然也。有时胸中大气虚

损，不能吸摄卫气，卫气散漫，不能捍御外邪，则外邪之来，直可透卫而入营矣。且愚临证实验以来，凡胸中大气虚损，或更下陷者，其人恒大汗淋漓，拙拟升陷汤下，载有数案，可参观也。是知凡桂枝汤证，皆因大气虚损，其汗先有外越之机，而外邪之来，又乘卫气之虚，直透营分，扰其营中津液，外泄而为汗也。究之，风寒原不相离，即系伤风，其中原挟有寒气，若但中于卫则亦能闭汗矣。故所用桂枝汤中，不但以祛风为务，而兼有散寒之功也。(《医学衷中参西录·治伤寒方·加味桂枝代粥汤》)

陈古愚曰："桂枝辛温，阳也。芍药苦平，阴也。桂枝又得生姜之辛，同气相求，可恃之调周身之阳气。芍药而得大枣、甘草之甘苦化合，可恃之以滋周身之阴液。既取大补阴阳之品，养其汗源，为胜邪之本，又啜粥以助之，取水谷之津以为汗，汗后毫不受伤，所谓立身于不败之地，以图万全也。"

按：此解甚超妙，而于啜粥之精义，犹欠发挥。如谓取水谷之津以为汗，而人无伤损，他发汗药何以皆不啜粥？盖桂枝汤所主之证，乃外感兼虚之证，所虚者何？胸中大气是也。《内经》曰："谷始入于胃，其精微者，先出于胃之两焦，以溉五脏，而其大气之抟而不行者，积于胸中，命曰气海。"由斯观之，大气虽本于先天，实赖后天水谷之气培养而成。桂枝汤证，既因大气虚损，致卫气漫散，邪得越卫而侵营，故于服药之后，即啜热粥，能补助胸中大气以胜邪，兼能宣通姜、桂以逐邪，此诚战则必胜之良方也。乃后世医者忽不加察，虽用其方，多不啜粥，致令服后无效，病转深陷，故王清任《医林改错》深诋桂枝汤无用，非无用也，不啜粥故也。是以愚用此方时，加黄芪升补大气，以代粥补益之力，防风宣通营卫，以代粥发表之力，服后啜粥固佳，即不啜粥，亦可奏效。而又恐黄芪温补之性，服后易至生热，故又加知母，以预为之防也。(《医学衷中参西录·治伤寒方·加味桂枝代粥汤》)

加味黄芪五物汤

[**组成**] 生箭芪一两　於术五钱　当归五钱　桂枝尖三钱　秦艽三钱　广陈皮三钱　生杭芍五钱　生姜五片

[**主治**] 治历节风证，周身关节皆疼，或但四肢作疼，足不能行步，手不能持物。

[**加减**] 热者加知母，凉者加附子，脉滑有痰者加半夏。

[**方论**]《金匮》桂枝芍药知母汤，治历节风之善方也。而气体虚者用之，仍有不效之时，以其不胜麻黄、防风之发也。今取《金匮》治风痹之黄芪五物汤，加白术以健脾补气，而即以逐痹（《神农本草经》逐寒湿痹）。当归以生其血，血活自能散风（方书谓血活风自去）。秦艽为散风之润药，性甚和平，祛风而不伤血。陈皮为黄芪之佐使，而其里白似肌肉，外红似皮肤，筋膜似脉络，棕眼似毛孔，又能引肌肉经络之风达皮肤由毛孔而出也。广橘红其大者皆柚也，非橘也。《神农本草经》原橘柚并称，故用于药中，橘、柚似无须分别（他处柚皮不可入药）。且名为橘红，其实皆不去白，诚以原不宜去也。（《医学衷中参西录·治内外中风方·加味黄芪五物汤》）

加味理中地黄汤

[**组成**] 熟地五钱　焦白术三钱　当归二钱　党参二钱　炙黄芪二钱　补骨脂炒捣，二钱　枣仁炒捣，二钱　枸杞二钱　炮姜一钱　萸肉去净核，一钱　炙甘草一钱　肉桂一钱　生姜三片　红枣擘开，三枚　胡桃用仁，打碎为引，二个

[**主治**] 慢惊风。

[**加减**] 如咳嗽不止者，加米壳、金樱子各一钱。如大热不退者，加生白芍一钱。泄泻不止，去当归加丁香七粒。隔二三日，只用附子二三分。盖因附子大热，中病即宜去之。如用附子太多，则大小便闭塞不出。如不用附子，则脏腑沉寒，固结不开。若小儿虚寒至极，附子又

不妨用一二钱。若小儿但泻不止，或微见惊搐，尚可受药吃乳便利者，并不必服逐寒荡惊汤，只服此汤一剂，而风定神清矣。若小儿尚未成慢惊，不过昏睡发热，或有时热止，或昼间安静，夜间发热，均宜服之。若新病壮实之小儿，眼红口渴者，乃实火之证，方可暂行清解。但果系实火，必大便闭结，气壮声洪，且喜多饮凉水。若吐泻交作，则非实火可知。此方补造化阴阳之不足，有起死回生之功。倘大虚之后，服一剂无效，必须大剂多服为妙。方书所谓天吊风、慢脾风皆系此证。

按：此原方加减治泻不止者，但加丁香，不去当归。而当归最能滑肠，泻不止者，实不宜用。若减去当归，恐滋阴之药少，可多加熟地一二钱（又服药泻仍不止者，可用高丽参二钱捣为末，分数次用药汤送服，其泻必止）。

[**用法**]仍用灶心土（代以灶圹土）二两，煮水煎药。取浓汁一茶杯，加附子五分，煎水搀入。量小儿大小，分数次灌之。

[**方论**]慢惊风不但形状可辨，即其脉亦可辨。（《医学衷中参西录·治小儿风证方·镇风汤》）

脾风之证，亦小儿发痉之证，即方书所谓慢惊风也。因慢惊二字欠解，近世方书有改称慢脾风者，有但称脾风者。二名较之，似但称脾风较妥，因其证之起点由于脾胃虚寒也。盖小儿虽为少阳之体，而少阳实为稚阳，有若草木之萌芽，娇嫩畏寒。是以小儿或饮食起居多失于凉，或因有病过服凉药，或久疟、久痢，即不服凉药亦可因虚生凉，浸成脾风之证。其始也，因脾胃阳虚，寒饮凝滞于贲门之间，阻塞饮食不能下行，即下行亦不能消化，是以上吐而下泻。久之，则真阴虚损，可作灼热；其寒饮充盛，迫其身中之阳气外浮，亦可作灼热，浸至肝虚风动，累及脑气筋，遂至发痉，手足抽掣。此证庄在田《福幼编》论之最详，其所拟之逐寒荡惊汤及加味理中地黄汤二方亦最善。愚用其方救人多矣，而因证制宜又恒有所变通，方能随手奏效。（《医学衷中参西录·论脾风治法》）

加味苓桂术甘汤

[**组成**] 於术三钱　桂枝尖二钱　茯苓片二钱　甘草一钱　干姜三钱　人参三钱　乌附子二钱　威灵仙一钱五分

[**主治**] 治水肿小便不利，其脉沉迟无力，自觉寒凉者。

[**加减**] 肿满之证，忌用甘草，以其性近壅滞也。惟与茯苓同用，转能泻湿满，故方中未将甘草减去。若肿胀甚剧，恐其壅滞者，去之亦可。

[**用法**] 服药数剂后，小便微利；其脉沉迟如故者，用此汤送服生硫黄末四五厘。若不觉温暖，体验渐渐加多，以服后移时觉微温为度。

[**方论**] 人之水饮，非阳气不能宣通。上焦阳虚者，水饮停于膈上。中焦阳虚者，水饮停于脾胃。下焦阳虚者，水饮停于膀胱。水饮停蓄既久，遂渐渍于周身，而头面肢体皆肿，甚或腹如抱瓮，而膨胀成矣。此方用苓桂术甘汤，以助上焦之阳。即用甘草协同人参、干姜，以助中焦之阳。又人参同附子，名参附汤（能固下焦元阳将脱）协同桂枝，更能助下焦之阳（桂枝上达胸膈，下通膀胱故肾气丸用桂枝不用肉桂）。三焦阳气宣通，水饮亦随之宣通，而不复停滞为患矣。至灵仙与人参并用，治气虚小便不利甚效（此由实验而知，故前所载宣阳汤并用之）。而其通利之性，又能运化术、草之补力，俾胀满者服之，毫无滞碍，故加之以为佐使也。若药服数剂后，脉仍如故，病虽见愈，实无大效，此真火衰微太甚，恐非草木之品所能成功。故又用生硫黄少许，以补助相火。诸家本草谓其能使大便润，小便长，补火之中大有行水之力，故用之因凉成水肿者尤良也。服生硫黄法，其中有治水肿之验案宜参观。

脉沉水肿与脉浮水肿迥异。脉浮者，多系风水，腠理闭塞，小便不利。当以《金匮》越婢汤发之，通身得汗，小便自利。若浮而兼数者，当是阴虚火动，宜兼用凉润滋阴之药。脉沉水肿，亦未可遽以凉断。若沉而按之有力者，系下焦蕴热未化，仍当用凉润之药，滋阴以化其阳，小便自利。惟其脉沉而且迟，微弱欲无，询之更自觉寒凉者，方可放胆用此汤无碍。或但服生硫黄，试验渐渐加多，亦可奏效。特是肿之剧者，脉之部位皆肿，似难辨其沉浮与有力无力，必重按移时，使按处成凹始能细细辨认。

按：苓桂术甘汤，为治上焦停饮之神方。《金匮》曰："短气有微饮，当从小便去之，苓桂术甘汤主之，肾气丸亦主之。"喻嘉言注云："呼气短，宜用苓桂术甘汤，以化太阳（膈上）之气；吸气短，宜用肾气丸，以纳少阴（肾经）之气。"推喻氏之意，以为呼气短，则上焦阳虚，吸气短，则下焦阴虚，故二方分途施治。然以之为学人说法，以自明其别有会心则可；以之释《金匮》，谓其文中之意本如是则不可。愚临证体验多年，见有膈上气旺而膺胸开朗者，必能运化水饮，下达膀胱，此用苓桂术甘汤治饮之理也。见有肾气旺，而膀胱流通者，又必能吸引水饮，下归膀胱，此用肾气丸治饮之理也。故仲景于上焦有微饮而短气者，并出两方，任人取用其一，皆能立建功效。况桂枝为宣通水饮之妙药，茯苓为淡渗水饮之要品，又为二方之所同乎。且《金匮》之所谓短气，乃呼气短，非吸气短也。何以言之，吸气短者，吸不归根即吐出，《神农本草经》所谓吐吸，即喘之替言也。《金匮》之文，有单言喘者，又有短气与喘并举者。若谓短气有微饮句，当兼呼气短与吸气短而言，而喘与短气并举者，又当作何解耶（惟论溢饮变其文曰气短似言吸气短）。（《医学衷中参西录·治癃闭方·加味苓桂术甘汤》）

加味玉屏风散

[**组成**] 生箭芪—两　白术八钱　当归六钱　桂枝尖钱半　防风钱半　黄蜡三钱　生白矾—钱

[**主治**] 治破伤后预防中风，或已中风而瘛疭，或因伤后房事不戒以致中风。

[**用法**] 作汤服。

［**方论**］此方原为预防中风之药，故用黄芪以固皮毛，白术以实肌肉，黄蜡、白矾以护膜原。犹恐破伤时微有感冒，故又用当归、防风、桂枝以活血散风。其防风、桂枝之分量特轻者，诚以此方原为预防中风而设，故不欲重用发汗之药以开腠理也。

自拟此方以来，凡破伤后恐中风者，俾服药一剂，永无意外之变，用之数十年矣。

夫愚拟此方，原但为预防中风，而竟如此多效，此愚所不及料者也。盖《本经》原谓黄芪主大风，方中重用黄芪一两，又有他药以为之佐使，宜其风证皆可治也。若已中风抽掣者，宜加全蜈蚣两条。若更因房事不戒以致中风抽风者，宜再加真鹿角胶三钱（另煎兑服），独活一钱半。若脉象有热者，用此汤时，知母、天冬皆可酌加。（《医学衷中参西录·治内外中风方·加味玉屏风散》）

金匮肾气丸

［**组成**］干地黄八两　山茱萸四两　山药四两　泽泻三两　牡丹皮三两茯苓三两　桂心二两　附子二两

［**主治**］治虚劳不足，大渴欲饮水，腰痛小腹拘急，小便不利。

［**用法**］末之蜜丸如梧子，酒下十五丸，日三，加至二十五丸。

［**方论**］阅本报第十七期，知尊大人服拙拟之方（一方用怀熟地二两，炒薏米一两，此药须购生者，自炒作老黄色，旋炒旋用，捣成粗渣，将二味头次煎汤两茶杯，二次煎汤一杯半，同调和，为一日之量，分三次温服。一方生怀山药轧为细末，每用一两，凉水调，入小锅煮作茶汤，送服西药含糖白布圣八分，日服两次，若取其适口，可少用白糖调之。编者注）有效，不胜欣喜。其方常服，当必有痊愈之一日。诚以熟地黄与炒薏米并用，并非仅仿六味丸而取其君也（仿六味而取其君是谢书中语）。古之地黄丸，原用干地黄即今之生地黄，其性原凉，而以桂、附济之，则凉热调和；且桂用桂枝，即《本经》之牡桂，其力上升下达，宜通气分，是以方中虽有薯蓣之补，萸肉

之敛，而不失于滞泥。后世改用熟地黄，其性已温，再用桂、附佐之，无大寒者服之，恒失于热。于斯有钱仲阳之六味地黄丸出，其方虽近平易，然生地黄变为熟地黄，其性原腻，既无桂、附之宜通，又有薯、萸之补敛，其方即板滞不灵矣。是以拙拟方中，既重用熟地黄，而薯蓣、萸肉概不敢用，惟佐以薏米之性；因薏米之性，其渗湿利痰有似苓、泽。苓、泽原为地黄之辅佐品，而以薏米代之者，因其为寻常食物，以佐味甘汁浓之熟地黄，可常服之而不厌也。且炒之则色黄气香，可以醒脾健胃，俾中土之气化壮旺，自能行滞化瘀，虽以熟地黄之滞泥，亦可常服而无弊也。(《医学衷中参西录·答张汝伟服药有效致谢书》)

至肾气丸，本方原干地黄与桂、附同用，取其凉热相济、水火均调以奏功也。后世改用熟地，因其性偏于热，又恒去桂、附为六味丸，性虽和平，而一派滞泥，较之八味之原方迥不如矣。(《医学衷中参西录·复相臣哲嗣毅武书》)

理饮汤

[**组成**] 於术四钱　干姜五钱　桂枝尖二钱　甘草炙，二钱　茯苓片二钱　生杭芍二钱　橘红钱半　川厚朴钱半

[**主治**] 治因心肺阳虚，致脾湿不升，胃郁不降，饮食不能运化精微，变为饮邪。停于胃口为满闷，溢于膈上为短气，渍满肺窍为喘促，滞腻咽喉为咳吐黏涎。甚或阴霾布满上焦，心肺之阳不能畅舒，转郁而作热。或阴气逼阳外出为身热，迫阳气上浮为耳聋。然必诊其脉，确乎弦迟细弱者，方能投以此汤。

[**加减**] 服数剂后，饮虽开通，而气分若不足者，酌加生黄芪数钱。(《医学衷中参西录·治痰饮方·理饮汤》)

按：此方即《金匮》苓桂术甘汤，加黄芪、干姜、厚朴、陈皮，亦即拙拟之理饮汤去芍药也。(《医学衷中参西录·答台湾严坤荣代友问痰饮治法》)

有因心肺脾胃之阳甚虚，致寒饮停于中焦，且溢于膈上，逼迫心肺脾胃之阳上越兼外越者。其脉多弦迟细弱，六部皆然，又间有浮大而软，按之豁然者。其现证或目眩耳聋，或周身发热，或觉短气，或咳喘，或心中发热，思食鲜果，而食后转觉心中胀满病加剧者。宜用拙拟理饮汤（白术四钱、干姜五钱、桂枝二钱、炙甘草二钱、茯苓片二钱、白芍二钱、橘红一钱半、川厚朴一钱半。服数剂后，饮虽开通，而气分若不足者，酌加生黄芪数钱。主治因心肺阳虚，致脾湿不升，胃郁不降，饮食不能运化精微，变为饮邪。编者注）。服数剂后，心中不觉热、转觉凉者，去芍药。或觉气不足者，加生箭芪三钱。(《医学衷中参西录·论火不归原治法》)

理郁升陷汤

[组成]生黄芪六钱　知母三钱　当归身三钱　桂枝尖钱半　柴胡钱半　乳香不去油,三钱　没药不去油,三钱

[主治]治胸中大气下陷，又兼气分郁结，经络湮淤者。

[加减]胁下撑胀，或兼疼者，加龙骨、牡蛎（皆不用煅）各五钱，少腹下坠者，加升麻一钱。(《医学衷中参西录·治大气下陷方·理郁升陷汤》)

理中丸

[组成]人参　甘草　白术　干姜各三两

[主治]大病瘥后，喜唾，久不了了者；寒多不用水者。

[加减]若脐上筑者，肾气动也，去术，加桂四两；吐多者，去术，加生姜三两；下多者，还用术；悸者，加茯苓二两；渴欲饮水者，加术足前成四两半；腹中疼者，加人参足前成四两半；寒者，加干姜足前成四两半；腹满者，去术，加附子一枚。服汤后，如食顷，饮热粥一升许，微自温，勿发揭衣被。

[用法]上四味，捣筛为末，蜜丸如鸡子黄大，以沸汤数合和一丸，

研碎，温服之，日三服，夜二服，腹中未热，益至三四丸，然不及汤。汤法以四物根据两数切，用水八升，煮取三升，去滓，温服一升，日三服。

[**方论**]《伤寒论》原文：大病瘥后，喜唾，久不了了者，胸上有寒，当以丸药温之，宜理中丸。

此病时服凉药太过，伤其胃中之阳，致胃阳虚损不能运化脾脏之湿，是以痰饮上溢而喜唾，久不了了也。故方中用人参以回胃中之阳，其补益之力，且能助胃之蠕动加数，自能运化脾中之湿使之下行。而又辅以白术，能健脾又能渗湿。干姜以能暖胃又能助相火以生土。且又加甘草以调和诸药，使药力之猛者，得甘草之缓而猛力悉化，使药性之热者，得甘草之甘而热力愈长也。至于方后诸多加减，又皆各具精义，随诸证之变化，而遵其加减诸法，用之自能奏效无误也。(《医学衷中参西录·不分经之病烧裩散证理中丸证竹叶石膏汤证》)

寒多不用水者，理中丸主之。(《医学衷中参西录·霍乱门·霍乱兼转筋》)

苓桂术甘汤

[**组成**] 茯苓四两　桂枝去皮，三两　白术二两　甘草炙，二两

[**主治**] 短气，上焦停饮。

[**用法**] 上四味，以水六升，煮取三升，去滓，分温三服。

[**方论**] 仲景苓桂术甘汤，用之以治短气，取其能升真气也。桂枝加桂汤，用之以治奔豚，取其能降逆气也。且治咳逆上气吐吸（喘也），《本经》原有明文。既善升陷，又善降逆，用于此证之中，固有一无二之良药也。

或问：桂枝一物耳，何以既能升陷又能降逆？答曰：其能升陷者，以其为树之枝，原在上，桂之枝又直上而不下垂，且色赤属火，而性又温也；其能降逆者，以其味辛，且华于秋，得金气而善平肝木，凡逆气

之缘肝而上者（逆气上升者多由于肝），桂枝皆能镇之。大抵最良之药，其妙用恒令人不测。拙拟参赭镇气汤后，有单用桂枝治一奇病之案。且详论药性之妙用，可以参观。（《医学衷中参西录·治大气下陷方·升陷汤》）

苓桂术甘汤，为治上焦停饮之神方。《金匮》曰："短气有微饮，当从小便去之，苓桂术甘汤主之，肾气丸亦主之。"喻嘉言注云："呼气短，宜用苓桂术甘汤，以化太阳（膈上）之气；吸气短，宜用肾气丸，以纳少阴（肾经）之气。"推喻氏之意，以为呼气短，则上焦阳虚，吸气短，则下焦阴虚，故二方分途施治。然以之为学者说法，以自明其别有会心则可；以之释《金匮》，谓其文中之意本如是则不可。……愚临证体验多年，见有膈上气旺而膺胸开朗者，必能运化水饮，下达膀胱，此用苓桂术甘汤治饮之理也。见有肾气旺，而膀胱流通者，又必能吸引水饮，下归膀胱，此用肾气丸治饮之理也。故仲景于上焦有微饮而短气者，并出两方，任人取用其一，皆能立建功效。况桂枝为宣通水饮之妙药，茯苓为淡渗水饮之要品，又为二方之所同乎。且《金匮》之所谓短气，乃呼气短，非吸气短也。何以言之，吸气短者，吸不归根即吐出，《神农本草经》所谓吐吸，即喘之替言也。《金匮》之文，有单言喘者，又有短气与喘并举者。若谓短气有微饮句，当兼呼气短与吸气短而言，而喘与短气并举者，又当作何解耶（惟论溢饮变其文曰气短似言吸气短）？（《医学衷中参西录·治癃闭方·加味苓桂术甘汤》）

有痰积胃中，更溢于膈上，浸入肺中，而作喘者。古人恒用葶苈大枣泻肺汤或十枣汤下之，此乃治标之方，究非探本穷源之治也，拙拟有理痰汤（方系生芡实一两，清半夏四钱，黑脂麻三钱，柏子仁、生杭芍、茯苓片、陈皮各二钱）。连服十余剂，则此证之标本皆清矣。至方中之义，原方下论之甚详，兹不赘。若其充塞于胸膈胃腑之间，不为痰而为饮，且为寒饮者（饮有寒热，热饮脉滑，其人多有神经病；寒饮脉弦细，概言饮为寒者非是），其人或有时喘，有时不喘，或感受寒凉病即反复者，此上焦之阳分虚也，宜治以《金匮》苓桂术甘汤，加干姜三钱，厚朴、陈皮各钱半，俾其药之热力能胜其寒，其饮自化而下行，从水道出矣。又有不但上焦之阳分甚虚，并其气分亦甚虚，致寒饮充塞于胸中作喘者，其脉不但弦细，且甚微弱，宜于前方中加生箭芪五钱，方中干姜改用五钱。（《医学衷中参西录·总论喘证治法》）

《金匮》云：短气有微饮当从小便去之，苓桂术甘汤主之，肾气丸亦主之。夫饮即痰也，气短亦近于满闷，而仲师竟谓可治以肾气丸，愚为于《金匮》曾熟读深思，故临证偶有会心耳。（《医学衷中参西录·痫痉癫狂门·神经错乱》）

道家以丹田之火为君火，命门之火为相火；医家以心中之火为君火，亦以命门之火为相火，二说各执一是，其将何以适从乎？不知君相二火，原有先天后天之分。所谓先天者，未生以前也。所谓后天者，既生以后也。因先天以脐呼吸，全身之生机皆在于下，故先天之君相二火在下。后天由肺呼吸，全身之功用多在于上，故后天之君相二火在上。盖当未生之前，阳施阴受，胚胎之结先成一点水珠（是以天一生水）；继则其中渐有动气，此乃脐下气海（后天之气海在脐下），而丹田之元阳即发生于其中（元阳是火，是以地二生火）；迨至元阳充足，先由此生督任二脉，命门者即督脉入脊之门也，是以其中所生之火与丹田之元阳一气贯通，而为之辅佐，此道家以丹田之元阳为君火，以命门所生之火为相火论先天也。至于后天以心火为君火，自当以胆中寄生之火为相火。是以《内经》论六气，只有少阳相火，而未尝言命门相火。少阳虽有手足之别，而实以足少阳胆经为主。胆与心虽一在膈上，一在膈下，而上下一系相连，其气化即可相助为理。此《内经》以心中之火为君火，以胆中寄生之火为相火之理论后天也。夫水火之功用，最要在熟腐水谷，消化饮食。方书但谓命门之火能化食，而不知脐下气海，居于大小肠环绕之中，其热力实与大小肠息息相通，故丹田之元阳尤能化食。然此元阳之火与命门之火所化者，肠中之食也。至胃中之食，则又赖上焦之心火，中焦之胆火化之。盖心为太阳之火，如日丽中天，照临下土，而胃中之水谷遂可借其热力以熟腐。至于胆居中焦，上则近胃，下则近肠，其汁甚苦纯为火味，其气入胃既能助其宣通下行（胃气以息息下行为顺，木能疏土，故善宣通之），其汁入肠更能助其化生精液（即西人所谓乳糜）。是以愚治胃中热力不足，其饮食消化不良，多生寒痰者，则用药补助其上焦之阳。方用《金匮》苓桂术甘汤，加干姜、厚朴，甚者加黄芪。台湾医士严坤荣代友函问二十六年寒痰结胸，喘嗽甚剧，为寄此方治愈，曾登杭州《三三医报》第一期致谢。

盖桂枝、干姜并用，善补少阴君火；而桂枝、黄芪并用，又善补少阳相火（即胆中寄生之相火）也。其肠中热力不足，传送失职，致生泄泻者，则用药补助其下焦之阳。方用《金匮》肾气丸，加补骨脂、小茴香。盖方中桂、附之热力原直趋下焦，而小茴香善温奇经脉络，奇经原与气海相绕护也；补骨脂之热力原能补下焦真阳，而又能补益骨中之脂，俾骨髓充足，督脉强盛，命门之火自旺也。（《医学衷中参西录·论人身君火相火有先后天之分》）

麻黄加知母汤

[**组成**] 麻黄四钱　桂枝尖二钱　甘草一钱　杏仁去皮炒，二钱　知母三钱

[**主治**] 治伤寒无汗。

[**用法**] 先煮麻黄五六沸，去上沫，纳诸药，煮取一茶盅。温服，覆被取微似汗，不须啜粥，余如桂枝法将息。

[**方论**] 伤寒者，伤于寒水之气也。在天有寒水之气，冬令之严寒是也。在人有寒水之经，足太阳膀胱之经是也。外感之来以类相从，故伤寒之证，先自背受之，背者足太阳所辖之部位也。是以其证初得，周身虽皆恶寒，而背之恶寒尤甚，周身虽皆觉疼，而背下连腿之疼痛尤甚。其脉阴阳俱紧者，诚以太阳为周身外卫之阳，陡为风寒所袭，逼其阳气内陷，与脉相并，其脉当有力，而作起伏迭涌之势；而寒气之缩力（凡物之体热则涨，寒则缩），又将外卫之气缩紧，逼压脉道，使不得起

伏成波澜，而惟现弦直有力之象，甚或因不能起伏，而至左右弹动。故方中用麻黄之性热中空者，直走太阳之经，外达皮毛，借汗解以祛外感之寒。桂枝之辛温微甘者，偕同甘草以温肌肉，实腠理，助麻黄托寒外出。杏仁之苦降者，入胸中以降逆定喘。原方只此四味，而愚为加知母者，诚以服此汤后，间有汗出不解者，非因汗出未透，实因余热未清也。佐以知母于发表之中，兼寓清热之意，自无汗后不解之虞。此乃屡经试验，而确知其然，非敢于经方轻为加减也。(《医学衷中参西录·治伤寒方·麻黄加知母汤》)

麻黄汤

[组成] 麻黄三两　桂枝去皮，三两　甘草炙，一两　杏仁去皮尖，七十个

[主治] 太阳与阳明合病，喘而胸满者。

[加减] 麻黄汤证有兼咽喉疼者，宜将方中桂枝减半，加天花粉六钱、射干三钱，若其咽喉疼而且肿者麻黄亦宜减半，去桂枝再加生蒲黄三钱以消其肿。然如此加减，凉药重而表药轻，若服后过点半钟不出汗时，亦服西药阿司匹林瓦许以助其汗，若服后汗仍不出时，宜阿司匹林接续再服，以汗出为目的，若能遍体皆微见汗，则咽喉之疼肿皆愈矣。

[用法] 上四味以水九升，先煮麻黄减二升，去上沫，纳诸药，煮取二升半，去渣，温服八合（一升十合），覆取微似汗，不须啜粥，余如桂枝法将息。

[方论] 麻黄发汗力甚猛烈，先煮之去其浮沫，因其沫中含有发表之猛力，去之所以缓麻黄发表之性也。麻黄不但善于发汗，且善利小便，外感之在太阳者，间有由经入腑而留连不去者（凡太阳病多日不解者，皆是由经入腑），以麻黄发其汗，则外感之在经者可解，以麻黄利其小便，则外感之由经入腑者，亦可分消也。且麻黄又兼入手太阴能泻肺定喘，俾外感之由皮毛窜入肺者（肺主皮毛），亦清肃无遗。是以发太阳之汗者不但麻黄，而仲景定此方时独取麻黄也。桂枝味辛性温，亦

具有发表之力，而其所发表者，惟在肌肉之间，故善托肌肉中之寒外出，且《本草》其谓主上气咳逆吐吸（吸气甫入即吐出），是桂枝不但能佐麻黄发表，兼能佐麻黄入肺定喘也。杏仁味苦性温，《本经》亦谓其主咳逆上气，是亦能佐麻黄定喘可知，而其苦降之性又善通小便，能佐麻黄以除太阳病之留连于腑者，故又加之以为佐使也。至于甘草之甘缓，能缓麻黄发汗之猛烈，兼能解杏仁之小毒，即以填补（甘草属土能填补）出汗后之汗腺空虚也。药止四味，面面俱到，且又互相辅助，此诚非圣手莫办也。

附：用麻黄汤之变通法。

人之禀赋随天地之气化为转移，古今之气化或有不同，则今人与古人之禀赋，其强弱浓薄偏阴偏阳之际不无差池，是以古方用于今日，正不妨因时制宜而为之变通加减也。

愚弱冠后，初为人治病时，用麻黄汤原方以治伤寒，有效有不效。其不效者，服麻黄汤出汗后其病恒转入阳明，后乃悟今人禀赋多阴亏，后再用麻黄汤时，遂于方中加知母（近时知母多伪，宜用天花粉代之）数钱以滋阴退热，则用之皆效。

间有其人阳分虚者，又当于麻黄汤中加补气之药以助之出汗。（《医学衷中参西录·太阳病麻黄汤证》）

麻黄汤原方，桂枝下有去皮二字，非去枝上之皮也。古人用桂枝，惟取梢尖嫩枝，折视之，内外如一，皮骨不分。若见有皮骨可分辨者，去之不用，故曰去皮。陈修园之侄鸣岐曾详论之。

《伤寒论》太阳篇中麻黄汤，原在桂枝汤后。而麻黄证多，桂枝证不过十中之一二；且病名伤寒，麻黄汤为治伤寒初得之主方，故先录之。

伤寒者，伤于寒水之气也。在天有寒水之气，冬令之严寒是也。在人有寒水之经，足太阳膀胱之经是也。外感之来以类相从，故伤寒之证，先自背受之，背者足太阳所辖之部位也。是以其证初得，周身虽皆恶寒，而背之恶寒尤甚，周身虽皆觉疼，而背下连腿之疼痛尤甚。其脉阴阳俱紧者，诚以太阳为周身外卫之阳，陡为风寒所袭，逼其阳气内陷，与脉相并，其脉当有力，而作起伏迭涌之势。而寒气之缩力（凡物之体热则涨，寒则缩），又将外卫之气缩紧，逼压脉道，使不得起伏成波澜，而惟现弦直有力之象。甚或因不能起伏，而至左右弹动。凡脉之紧者必有力。夫脉之跳动，心脏主之。而其跳动之有力，不但心主之也；诸脏腑有热皆可助脉之跳动有力，营卫中有热亦可助脉之跳动有力。特是脉之有力者，恒若水之有浪，大有起伏之势。而紧脉虽有力，转若无所起伏，诚以严寒束其外表，其收缩之力能逼营卫之热内陷与脉相并，以助其有力；而其收缩之力又能遏抑脉之跳动，使无起伏。是紧脉之真相，原于平行中见其有力也。至于紧脉或左右弹者，亦蓄极而旁溢之象也。仲师治以麻黄汤，所以解外表所束之寒也。故方中用麻黄之性热中空者，直走太阳之经，外达皮毛，藉汗解以祛外感之寒。桂枝之辛温微甘者，偕同甘草以温肌肉、实腠理，助麻黄托寒外出。杏仁之苦降者，入胸中以降逆定喘。原方只此四味，而愚为加知母者，诚以服此汤后，间有汗出不解者，非因汗出未透，实因余热未清也。佐以知母于发表之中，兼寓清热之意，自无汗后不解之虞。此乃屡经试验，而确知其然，非敢于经方轻为加减也。

或问：喘为肺脏之病，太阳经于肺无涉，而其证多兼微喘者何也？
答曰：胸中亦太阳部位，其中所积之大气，原与周身卫气息息相通。卫气既为寒气所束，则大气内郁，必膨胀而上逆冲肺，此喘之所由来也。又风寒袭于皮毛，必兼入手太阴肺经，挟痰涎凝郁肺窍，此又喘之所由来也。麻黄能兼入手太阴经，散其在经之风寒，更能直入肺中，以泻其郁满。所以能发太阳之汗者不仅麻黄，而仲景独取麻黄，为治足经之药，而手经亦兼顾无遗，此仲景制方之妙也。

凡利小便之药，其中空者，多兼能发汗，萹蓄、木通之类是也。发汗之药，其中空者，多兼能利小便，麻黄、柴胡之类是也。太阳经病，往往兼及于膀胱，以其为太阳之腑也。麻黄汤治太阳在经之邪，而在腑者亦兼能治之。盖在经之邪，由汗而解，而在腑之邪，亦可由小便而解。彼后世自作聪明，恒用他药以代麻黄汤者，于此义盖未之审也。

大青龙汤，治伤寒无汗烦躁。是胸中先有内热，无所发泄，遂郁而作烦躁，故于解表药中，加石膏以清内热。然麻黄与石膏并用，间有不汗之时。若用此方，将知母加重数钱，其寒润之性，能入胸中化合而为汗，随麻、桂以达于外，而烦躁自除矣。

伤寒与温病，始异而终同。为其始异也，故伤寒发表，可用温热，温病发表必须辛凉。为其终同也，故病传阳明之后，无论寒温，皆宜治以寒凉，而大忌温热。兹编于解表类中，略取《伤寒论》太阳篇数方，少加疏解，俾初学知伤寒初得治法，原异于温病，因益知温病初得治法，不同于伤寒。至于伤寒三阴治法，虽亦与温病多不同，然其证甚少。若扩充言之，则凡因寒而得之霍乱、痧证，又似皆包括其中，精微浩繁，万言莫罄，欲精其业者，取原书细观可也。

钱天来曰：汉之一两为今之二钱七分。一升为今之二合半。程扶生曰：以古今量度及秬黍考之，以一千二百黍之重，实于黄钟之龠（古代容量单位，等于半合），得古之半两，今之三钱也。合两龠为合，得古之一两，今之六钱也。十铢为千黍之重，今之二钱半也。一铢为百黍之重，今之二分半也。陆九芝曰：伤寒方一两，准今之七分六厘。一升，准今之六勺七抄。若麻黄汤麻黄三两，准今之二钱三分，其三之一，应得七分强。承气汤大黄四两，准今之三钱，折半应得一钱五分。按程氏之说，古方分量过重，陆氏之说，古方分量又过轻，惟钱氏之说，其轻重似适宜。陈修园则谓，用古不必泥于古，凡《伤寒》《金匮》古方中之一两，可折为今之三钱。

陆氏又谓，麻黄数分即可发汗，大黄一二钱即可降下燥结，此以治南方人犹可，若治北方人则不然。愚临证体验多年，麻黄必至二钱始能出汗，大黄必至三钱始能通结，然犹是富贵中，且不受劳碌之人。至其人劳碌不避寒暑，饮食不择精粗，身体强壮，或又当严寒之时，恒有用麻黄至七八钱始能汗者，若其大便燥结之甚，恒有用大黄至两余大便始能通者，究之用药以胜病为主，此中因时、因地、因证、因人，斟酌咸宜，自能愈病，安可有拘执之见，存于心中也哉。(《医学衷中参西录·治伤寒方·麻黄加知母汤》)

麻黄汤证，若遇其人素有肺痨病者，宜于原方中加生怀山药、天门冬各八钱。

麻黄汤证，若遇其人素有吐血病者，虽时已愈，仍宜去桂枝以防风二钱代之（吐血之证最忌桂枝），再加生杭芍三钱，按古之一两约折为今之三钱，且将一次所煎之汤分作三剂，则一剂之中当有麻黄三钱，然又宜因时、因地、因人细为斟酌，不必定以三钱为准也。如温和之时，汗易出，少用麻黄即能出汗；严寒之时，汗难出，必多用麻黄始能出汗，此因时也。又如大江以南之人，其地气候温暖，人之生于其地者，其肌肤浅薄，麻黄至一钱即可出汗，故南方所出医书有用麻黄不过一钱之语；至黄河南北，用麻黄约可以三钱为率；至东三省人，因生长于严寒之地，其肌肤颇强厚，须于三钱之外再将麻黄加重始能得汗，此因地也。至于地无论南北，时无论寒燠，凡其人之劳碌于风尘，与长居屋中者，其肌肤之厚薄强弱原自不同，即其汗之易出不易出，或宜多用麻黄，或宜少用麻黄，原不一致，此因人也。用古人之方者，岂可胶柱鼓瑟哉。

《伤寒论》原文：太阳与阳明合病，喘而胸满者，不可下，宜麻黄汤主之。

按：太阳与阳明合病，是太阳表证未罢，而又兼阳明之热也。其喘者风寒由皮毛袭肺也；其胸满者胸中大气因营卫闭塞，不能宣通而生膜胀也；其言不可下者，因阳明仍连太阳，下之则成结胸，且其胸本发满，成结胸尤易，矧其阳明之热，仅在于经，亦断无可下之理，故谆谆以不可下示戒也。仍治以麻黄汤，是开其太阳而使阳明初生之热随汗而解也。

按：证兼阳明，而仍用麻黄汤主治，在古人禀赋敦厚，淡泊寡欲，服之可以有效。今人则禀赋薄弱，嗜好日多，强半阴亏，若遇此等证时，宜以薄荷代方中桂枝。若其热稍剧，而大便实者，又宜酌加生石膏（宜生用不可煅用，理详白虎汤下）数钱，方能有效。

受业宝和按：阴亏则虚阳上浮，故桂枝之苦温者不宜，服之则转为汗后不解。

麻黄汤原用解其外寒，服后遍体汗出，恶寒既愈，有其病从此遂愈者，间有从此仍不愈，后浸发热而转为阳明证者，其故何也？愚初为人诊病时，亦未解其故。后乃知服麻黄汤汗出后，其营卫内陷之热若还表随汗消散，则其病即愈。若其热不复还表而内陷益深，其热必将日增，此即太阳转阳明之病也。悟得此理后，再用麻黄汤时，必加知母数钱以解其内陷之热，主治伤寒无汗，服后未有不愈者矣（医方篇中有麻黄加知母汤可参观）。大青龙汤治伤寒无汗烦躁，是胸中先有内热，无所发泄，遂郁而作烦躁，故于解表药中加石膏以清内热。然麻黄与石膏并用，间有不汗之时。若用麻黄加知母汤，将知母重加数钱，其寒润之性入肺中化合而为汗，随麻黄以达于外，而烦躁自除矣。

上所论者，麻黄汤原宜加知母矣。而间有不宜加者，此又不得不斟酌也。间有其人阳分虚者，又当于麻黄汤中加补气之药以助之出汗。

（《医学衷中参西录·太阳病麻黄汤证》）

陆九芝曰：温热之与伤寒所异者，伤寒恶寒，温热不恶寒耳。恶寒为太阳主证，不恶寒为阳明主证，仲景于此分之最严。恶寒而无汗用麻黄，恶寒而有汗用桂枝，不恶寒而有汗且恶热者用葛根。阳明之葛根，即太阳之桂枝也，所以达表也。葛根黄连黄芩汤中之芩、连，即桂枝汤中之芍药也，所以安里也。桂枝协麻黄治恶寒之伤寒，葛根协芩、连治不恶寒之温热，其方为伤寒、温热之分途，任后人审其病之为寒为热而分用之。尤重在芩、连之苦，不独可降可泻，且合苦以坚之之义，坚毛窍可以止汗，坚肠胃可以止利，所以葛根黄芩黄连汤又有下利不止之治，一方而表里兼清，此则药借病用，本不专为下利设也。乃后人视此方若舍下利一证外，更无他用者何也！

按：用此方为阳明温热发表之药可为特识，然葛根发表力甚微，若遇证之无汗者，当加薄荷叶三钱，始能透表出汗，试观葛根汤治项背强几几无汗恶风者，必佐以麻、桂可知也。当仲景时薄荷尚未入药，前曾论之。究之清轻解肌之品，最宜于阳明经病之发表，且于温病初得者，不仅薄荷，若连翘、蝉蜕其性皆与薄荷相近，而当仲景时，于连翘只知用其根（即连轺赤小豆汤中之连轺）以利小便，而犹不知用连翘以发表。至于古人用蝉，但知用蚱蝉，是连其全身用之，而不知用其蜕有皮以达皮之妙也。盖连翘若单用一两，能于十二小时中使周身不断微汗。若只用二三钱于有薄荷剂中，亦可使薄荷发汗之力绵长。至蝉蜕若单用三钱煎服，分毫不觉有发表之力，即可周身得微汗，且与连翘又皆为清表温疹之妙品以辅佐薄荷奏功，故因论薄荷而连类及之。(《医学衷中参西录·阳明病葛根黄芩黄连汤证》)

伤寒初得宜用热药发其汗，麻黄、桂枝诸汤是也。(《医学衷中参西录·伤寒风温始终皆宜汗解说》)

秘红丹

[**组成**] 川大黄_{细末，一钱}　油肉桂_{细末，一钱}　生赭石_{细末，六钱}

[**主治**] 治肝郁多怒，胃郁气逆，致吐血、衄血及吐衄之证屡服他药不效者，无论因凉因热，服之皆有捷效。

[**用法**] 上药三味，将大黄、肉桂末和匀，用赭石末煎汤送下。(《医学衷中参西录·治吐衄方·秘红丹》)

培脾舒肝汤

[**组成**] 於术_{三钱}　生黄芪_{三钱}　陈皮_{二钱}　川厚朴_{二钱}　桂枝尖_{钱半}

柴胡_{钱半}　生麦冬_{二钱}　生杭芍_{四钱}　生姜_{二钱}

[主治] 治因肝气不舒、木郁克土，致脾胃之气不能升降，胸中满闷，常常短气。

[方论] 脾主升清，所以运津液上达。胃主降浊，所以运糟粕下行。白术、黄芪为补脾胃之正药，同桂枝、柴胡，能助脾气之升，同陈皮、厚朴，能助胃气之降。清升浊降满闷自去，无事专理肝气，而肝气自理。况桂枝、柴胡与麦芽，又皆为舒肝之妙品乎。用芍药者，恐肝气上升，胆火亦随之上升，且以解黄芪、桂枝之热也。用生姜者，取其辛散温通，能浑融肝脾之气化于无间也。

从来方书中，麦芽皆是炒熟用之，惟陈修园谓麦芽生用，能升发肝气，可谓特识。盖人之元气，根基于肾，萌芽于肝，培养于脾，积贮于胸中为大气以斡旋全身。麦芽为谷之萌芽，与肝同气相求，故能入肝经，以条达肝气，此自然之理，无庸试验而可信其必然者也。然必生煮汁饮之，则气善升发，而后能遂其条达之用也。（《医学衷中参西录·治气血郁滞肢体疼痛方·培脾舒肝汤》）

升降汤

[组成] 野台参_{二钱}　生黄芪_{二钱}　白术_{二钱}　广陈皮_{二钱}　川厚朴_{二钱}　生鸡内金_{捣细，二钱}　知母_{三钱}　生杭芍_{三钱}　桂枝尖_{一钱}　川芎_{一钱}　生姜_{二钱}

[主治] 治肝郁脾弱，胸胁胀满，不能饮食。

[方论] 世俗医者，动曰平肝，故遇肝郁之证，多用开破肝气之药。至遇木盛侮土，以致不能饮食者，更谓伐肝即可扶脾。不知人之元气，根基于肾，而萌芽于肝。凡物之萌芽，皆嫩脆易于伤损，肝既为元气萌芽之脏，而开破之若是，独不虑损伤元气之萌芽乎？《内经》曰"厥阴（肝经）不治，求之阳明（胃经）"，《金匮》曰"见肝之病，当先实脾"，先圣后圣，其揆如一。故此方，惟少用桂枝、川芎以舒肝气，其余诸药

无非升脾降胃，培养中土，俾中宫气化敦厚，以听肝气之自理。实窃师《内经》求之阳明，与《金匮》当先实脾之奥旨耳。

按："见肝之病，当先实脾"二句，从来解者，谓肝病当传脾，实之所以防其相传，如此解法固是，而实不知实脾，即所以理肝也。兼此二义，始能尽此二句之妙。

人之脏腑，脾胃属土，原可包括金、木、水、火诸脏。是故肝气宜升，非脾土之气上行，则肝气不升。胆火宜降，非胃土之气下行，则胆火不降（黄坤载曾有此论甚确）。所以《内经》论厥阴治法，有"调其中气，使之和平"之语。所谓"中气"者，指"脾胃"而言也。所谓"使之和平"者，指"厥阴肝经"而言也。厥阴之治法如斯，少阳之治法亦不外斯。至仲景祖述《内经》，继往开来，作《伤寒论》一书，于治少阳寒热往来有小柴胡汤，方中用人参、甘草、大枣、半夏以调理脾胃，所谓调其中气使之和平也。治厥阴干呕、吐涎沫，有吴茱萸汤，方中亦用人参、大枣以调理脾胃，亦所谓调其中气使之和平也。且小柴胡汤中，以柴胡为君，虽系少阳之药，而《本经》谓其主肠胃中结气，饮食积聚，寒热邪气，推陈致新。细绎《本经》之文，则柴胡实亦为阳明之药，而兼治少阳也。观《本经》《内经》与《伤寒》《金匮》诸书，自无疑于拙拟之升降汤矣。（《医学衷中参西录·治气血郁滞肢体疼痛方·升降汤》）

舒和汤

[组成] 桂枝尖四钱　生黄芪三钱　续断三钱　桑寄生三钱　知母三钱

[主治] 治小便遗精白浊，因受风寒者，其脉弦而长，左脉尤甚。

[方论] 服此汤数剂后病未痊愈者，去桂枝，加龙骨、牡蛎（皆不用煅）各六钱。（《医学衷中参西录·治淋浊方》）

俗传治产后风方

[组成] 当归五钱　麻黄三钱　红花三钱　白术三钱　大黄二钱　川芎二

钱　肉桂二钱　紫菀二钱

[**主治**] 产后风。

[**用法**] 煎服。

[**方论**] 此方效验异常，即至牙关紧闭，不能用药者，将齿拗开灌之，亦多愈者。人多畏其有大黄而不敢用。不知西人治产后风，亦多用破血之药。盖以产后有瘀血者多，此证用大黄以破之，所谓血活风自去也。况犹有麻、桂之辛热，归、术之补益，以调燮之乎。(《医学衷中参西录·治女科方·和血息风汤》)

桃核承气汤

[**组成**] 桃仁去皮尖, 五十个　桂枝去皮, 二两　大黄去皮, 四两　芒硝二两甘草炙, 二两

[**主治**] 太阳腑病之至剧者。

[**用法**] 上五味，以水七升，煮取二升半，去滓，纳芒硝，更上火微沸，下火，先食温服五合，日三服，当微利。

[**方论**] 以上所论伤寒太阳篇，诸方虽不一致，大抵皆治太阳在经之病者也。至治太阳在腑之病其方原无多，而治太阳腑病之至剧者，则桃核承气汤是也。试再进而详论之。

《伤寒论》原文：太阳病不解，热结膀胱，其人如狂，血自下，下者愈。其外不解者尚未可攻，当先解其外。外解已，但少腹急结者，乃可攻之，宜桃核承气汤。

此证乃外感之热，循三焦脂膜下降结于膀胱，膀胱上与胞室之脂膜相连，其热上蒸，以致胞室亦蕴有实热血蓄而不行，且其热由任脉上窜，扰乱神明，是以其人如狂也。然病机之变化无穷，若其胞室之血蓄极而自下，其热即可随血而下，是以其病可愈。若其血蓄不能自下，且有欲下不下之势，此非攻之使下不可。惟其外表未解，或因下后而外感之热复内陷，故又宜先解其外表而后可攻下也。

大黄味苦、气香、性凉，原能开气破血，为攻下之品，然无专入血分之药以引之，则其破血之力仍不专，方中用桃仁者，取其能引大黄之力专入血分以破血也。徐灵胎云：桃花得三月春和之气以生，而花色鲜明似血，故凡血郁、血结之疾，不能自调和畅达者，桃仁能入其中而和之散之，然其生血之功少，而去瘀之功多者何也？盖桃核本非血类，故不能有所补益，若瘀血皆已败之血，非生气不能流通，桃之生气在于仁，而味苦又能开泄，故能逐旧而不伤新也。至方中又用桂枝者，亦因其善引诸药入血分，且能引诸药上行以清上焦血分之热，则神明自安而如狂者可愈也。

特是用桃核承气汤时，又须细加斟酌，其人若素日少腹恒觉膜胀，至此因外感之激发，而膜胀益甚者，当防其素有瘀血，若误用桃核承气汤下之，则所下者，必紫色成块之血，其人血下之后，十中难救一二。若临证至不得已必须用桃核承气汤时，须将此事说明以免病家之误会也。

按：热结膀胱之证，不必皆累及胞室蓄血也。人有病在太阳旬余不解，午前稍轻，午后则肢体酸懒、头目昏沉、身似灼热、转畏寒凉、舌苔纯白、小便赤涩者，此但热结膀胱而胞室未尝蓄血也。此当治以经腑双解之剂，宜用鲜白茅根切细二两，滑石一两，共煮五六沸取清汤一大盅，送服西药阿司匹林瓦许，周身得汗，小便必然通利，而太阳之表里俱清矣。(《医学衷中参西录·太阳病桃核承气汤证》)

瘀血新得者，可治其血，虽瘀久而身形壮者犹可治。惟其人瘀血既久，身形又弱，若用药降下其瘀断不可。盖常见病瘀血之人，其病革时，瘀血自下，然至此时神丹亦难挽回矣。非在于用桃仁也，桃仁为破血中和平之药，拙著中曾引徐氏之说，可参观也。是以用桃核承气汤时，恐其人素有瘀血，诊脉时未能诊出，不妨预告病家，若下紫黑之血，是从前之瘀为不治之证，即不下之，亦为不治之证，以自留站脚之地也。(《医学衷中参西录·答受业高崇勋质疑》)

通小便秘方

[**组成**] 人参三钱　莲子心三钱　车前子三钱　王不留行三钱　甘草一钱
肉桂三分　白果十二枚

[**主治**] 小便不通。

[**方论**] 又华元化有通小便秘方，愚知之而未尝试用。后阅杭报，
见时萧贤肖介青言用其方加升麻一钱，曾治愈其令妹二日一夜小便不通
及陶姓男子一日夜小便不通，皆投之即效，方系人参、莲子心、车前
子、王不留行各三钱，甘草一钱，肉桂三分，白果十二枚。

按：方中白果，若以治咳嗽，可连皮捣烂用之，取其皮能敛肺也；
若以利小便，宜去皮捣烂用之，取其滑而能降也。（《医学衷中参西录·论
水臌气臌治法》）

温冲汤

[**组成**] 生山药八钱　当归身四钱　乌附子二钱　肉桂去粗皮后入，二钱
补骨脂炒捣，三钱　小茴香炒，二钱　核桃仁二钱　紫石英煅研，八钱　真鹿角
胶二钱，另炖，同服，若恐其伪可代以鹿角霜三钱

[**主治**] 治妇人血海虚寒不育。

[**方论**] 人之血海，其名曰冲。在血室之两旁，与血室相通。上隶
于胃阳明经，下连于肾少阴经。有任脉以为之担任，督脉为之督摄，带
脉为之约束。阳维、阴维、阳跷、阴跷，为之拥护，共为奇经八脉。此
八脉与血室，男女皆有。在男子则冲与血室为化精之所，在女子则冲与
血室实为受胎之处。《内经》上古通天论所谓"太冲脉盛，月事以时下，
故有子"者是也。是以女子不育，多责之冲脉。郁者理之，虚者补之，
风袭者祛之，湿胜者渗之，气化不固者固摄之，阴阳偏胜者调剂之。冲
脉无病，未有不生育者。而愚临证实验以来，凡其人素无他病，而竟不
育者，大抵因相火虚衰，以致冲不温暖者居多。因为制温冲汤一方。其

人若平素畏坐凉处，畏食凉物，经脉调和，而艰于生育者，即与以此汤服之。或十剂或数十剂，遂能生育者多矣。

方中重用紫石英六钱，取其性温质重，能引诸药直达于冲中，而温暖之。(《医学衷中参西录·治女科方·温冲汤》)

乌梅丸

[**组成**] 乌梅三百个　细辛六两　干姜十两　黄连一斤　当归四两　附子炮，去皮，六两　蜀椒炒出汗，四两　人参六两　黄柏六两　桂枝六两

[**主治**] 蛔厥，久利。

[**用法**] 上十味，异（分别）捣筛，合治之，以苦酒渍乌梅一宿，去核，蒸之五升米下，饭熟捣成泥，和药令相得，内臼中，与蜜，杵二千下，丸如梧桐子大，先食饮服十丸，日三服。稍加至二十丸。禁生冷、滑物、臭食等。

[**方论**]《伤寒论》原文：伤寒，脉微而厥，至七八日肤冷，其人躁无暂安时者，此为脏厥，非蛔厥也。蛔厥者，其人当吐蛔。今病者静，而复时烦者，此为脏寒，蛔上入膈，故烦，须臾复止，得食而呕又烦者，蛔闻食臭出，其人当自吐蛔。蛔厥者，乌梅丸主之，又主久利。

陈修园曰：此借少阴之脏厥托出厥阴之蛔厥，是明托法。节末补出又主久利四字，言外见本经厥利相因，取乌梅丸为主，分之为蛔厥一证之专方，合之为厥阴各证之总方，以主久利，而托出厥阴之全体，是暗托法。以厥阴证非厥即利，此方不特可以治厥，而并可以治利。凡阴阳不相顺接、厥而下利之证，亦不能舍此而求方。又凡厥阴之变证不一，无论见虫不见虫，辨其气化不拘形迹，皆可统以乌梅丸主之。(《医学衷中参西录·厥阴病乌梅丸证》)

陈元犀曰：通篇之眼目，在"此为脏寒"四字。言见证虽有风木为病，相火上攻，而其脏则为寒。何也？厥阴为三阴，阴之尽也，《周易》震卦，一阳居二阴之下，为厥阴本象。病则阳逆于上，阴陷于下，饥不欲

食，下之利不止，是下寒之确征也。消渴，气上撞心，心中疼热，吐蛔，是上热之确征也。方用乌梅，渍以苦酒，顺曲直作酸之本性，逆者顺之，还其所固有，去其所本无，治之所以臻于上理也。桂、椒、辛、附辛温之品，导逆上之火，以还震卦下一画之奇，黄连、黄柏苦寒之品，泻心胸之热，以还震卦上四画之偶，又佐以人参之甘寒，当归之甘温，干姜之辛温，三物合用，能令中焦受气取汁，而乌梅蒸于米下，服丸送以米饮，无非养中焦之法，所谓厥阴不治，求之阳明者此也。此为厥阴证之总方，注家第谓蛔得酸则静，得辛则伏，得苦则下，犹浅乎测乌梅丸也。

按：厥阴一篇，病理深邃，最难疏解，注家以经文中有阴阳之气不相顺接之语，遂以经解经，于四肢之厥逆，即以阴阳之气不相顺接解之语，而未有深究其不相顺接之故，何独在厥阴一经者。盖肝主疏泄，原为风木之脏，于时应春，实为发生之始。肝膈之下垂者，又与气海相连，故能宣通先天之元气，以敷布于周身，而周身之气化，遂无处不流通也。至肝为外感所侵，其疏泄之力顿失，致脏腑中之气化不能传达于外，是以内虽蕴有实热，而四肢反逆冷，此所谓阴阳之气不相顺接也。至于病多呕吐者，亦因其疏泄之力外无所泻，遂至蓄极而上冲胃口，此多呕吐之所以然也。又胃为肝冲激不已，土为木伤，中气易漓，是以间有除中之病。除中者，脾胃之气已伤尽，而危在目前也。至于下利亦未必皆因藏寒，其因伏气化热窜入肝经，遏抑肝气太过，能激动其疏泄之力上冲，亦可激动其疏泄之力下注以成下利，然所利者必觉热而不觉凉也。试举一治验之案以明之。（《医学衷中参西录·厥阴病乌梅丸证》）

久痢则宜用乌梅丸。（《医学衷中参西录·厥阴病当归四逆汤及加吴茱萸生姜汤证》）

五苓散

[组成] 猪苓去皮，十八铢　泽泻一两六铢　白术十八铢　茯苓十八铢　桂枝去皮，半两

［**主治**］伤寒汗出而渴者。

［**用法**］捣为散，以白饮和服方寸匕，日三服，多饮暖水，汗出愈，如法将息。

［**方论**］仲景治伤寒汗出而渴者五苓散。（《医学衷中参西录·茯苓茯神解》）

有如其篇第七节云，霍乱头痛、发热、身疼痛、热多，欲饮水者五苓散主之。（《医学衷中参西录·霍乱门·霍乱兼转筋》）

陈古愚曰：此汤（猪苓汤。编者按）与五苓之用有天渊之别，五苓治太阳之水，太阳司寒水，故加桂以温之，是暖肾以行水也。此汤治阳明、少阴结热，二经两关津液，惟取滋阴以行水。盖伤寒表证最忌亡阳，而里热又患亡阴，亡阴者亡肾中之阴与胃之津液也。若过于渗利则津液反致耗竭，方中阿胶即从利水中育阴，是滋养无形以行有形也。故仲景云，汗多胃燥，虽渴而里无热者，不可与也。

《金鉴》注曰：太阳烦热无汗，小便利者，大青龙汤证也。小便不利者，小青龙去半夏加花粉、茯苓证。烦热有汗而渴，小便利者，桂枝合白虎汤证；小便不利者，五苓散证。阳明病烦热无汗而渴，小便利者，宜葛根汤加石膏主之；小便不利者，以五苓散加石膏、寒水石、滑石主之。阳明病烦热有汗而渴，小便利者，宜白虎汤；小便不利者，以猪苓等汤。少阳病寒热无汗而渴，小便利者，以柴胡汤去半夏加花粉；小便不利者，当以小柴胡加茯苓。太阴无渴证，少阴阳邪烦呕，小便赤而渴者，以猪苓汤；少阴阴邪下利，小便白而渴者，以真武汤。厥阴阳邪消渴者，白虎加人参汤；厥阴阴邪转属阳明，渴欲饮水者，少少与之则愈。证既不同，法亦各异，当详审而明辨之。（《医学衷中参西录·阳明病猪苓汤证》）

小柴胡汤

［**组成**］柴胡八两　黄芩三两　人参三两　甘草三两　半夏洗，半升　生

姜切，三两　　大枣擘，十二枚

[**主治**] 伤寒五六日，中风，往来寒热，胸胁苦满，默默不欲饮食，心烦喜呕，或胸中烦而不呕，或渴，或腹中痛，或胁下痞鞕，或心下悸、小便不利，或不渴、身有微热，或咳者。

[**加减**] 若胸中烦而不呕，去半夏、人参，加瓜蒌实一枚。若渴者，去半夏，加人参，合前成四两半，瓜蒌根四两。若腹中痛，去黄芩，加芍药三两。若胁下痞硬，去大枣，加牡蛎四两。若心下悸，小便不利者，去黄芩，加茯苓四两。若不渴，外有微热者，去人参，加桂枝三两，温覆取微汗愈。若咳者，去人参、大枣、生姜，加五味子半升，干姜二两。

[**用法**] 上七味，以水一斗二升，煮取六升，去滓再煎，取三升，温服一升，日三服。

[**方论**] 张令韶曰：太阳之气，不能由胸出入，逆于胸胁之间，内干动于脏气，当借少阳之枢转而外出也，柴胡二月生苗，感一阳初生之气，香气直达云霄，又禀太阳之气，故能从少阳之枢以达太阳之气。半夏生当夏半，感一阴之气而生，启阴气之上升者也。黄芩气味苦寒，外实而内空腐，能解形身之外热。甘草、人参、大枣，助中焦之脾土，由中而达外。生姜所以发散宣通者也，此从内达外之方也。原本列于太阳，以无论伤寒、中风，至五六日之间，经气一周，又当来复于太阳，往来寒热为少阳之枢象，此能达太阳之气从枢以外出，非解少阳也。各家俱移入少阳篇，到底是后人识见浅处。又曰：太阳之气，不能从胸出入，逆于胸胁之间，虽不干动在内有形之脏真，而亦干动在外无形之脏气。然见一脏之证，不复更见他脏，故有七或证也。胸中烦者，邪气内侵君主，故去半夏之燥。不呕者，胃中和而不虚，故去人参之补，加瓜蒌实之苦寒，导火热以下降也。渴者，阳明燥金气盛，故去半夏之辛，倍人参以生津，加瓜蒌根引阴液以上升也。腹中痛者，邪干中土，故去黄芩之苦寒，加芍药以通脾络也，胁下痞硬者。厥阴肝气不舒，故加牡

蛎之纯牡能破肝之牝脏，其味咸能软坚，兼除胁下之痞，去大枣之甘缓，欲其行之捷也。心下悸、小便不利者，肾气上乘而积水在下，故去黄芩恐苦寒以伤君火，加茯苓保心气以制水邪也。不渴而外有微热者，其病仍在太阳，故不必用生液之人参，宜加解外之桂枝，复取微汗也。咳者伤肺，肺气上逆，故加干姜之热以温肺，五味之敛以降逆，凡咳皆去人参，长沙之秘旨，既有干姜之温，不用生姜之散，既用五味之敛，不用大枣之缓也。(《医学衷中参西录·治伤寒方·小柴胡汤解》)

小青龙加石膏汤

[组成]麻黄三两　苟药三两　桂枝三两　细辛三两　甘草三两　干姜三两　五味子半升　半夏半升　石膏二两

[主治]肺胀咳而上气，烦躁而喘，脉浮者，心下有水。

[用法]上九味，以水一斗，先煮麻黄，去上沫，内诸药，煮取三升。强人服一升，羸者减之，日三服，小儿服四合。

[方论]而《金匮》有小青龙加石膏汤，治肺胀咳而上气，烦躁而喘，脉浮者，心下有水。是以愚治外感痰喘之挟热者，遵《金匮》之例，必酌加生石膏数钱，其热甚者，又或用至两余。(《医学衷中参西录·治伤寒方·小青龙汤解》)

外感痰喘，宜投以《金匮》小青龙加石膏汤。若其外感之热，已入阳明之腑，而小青龙中之麻、桂、姜、辛诸药，实不宜用。(《医学衷中参西录·石膏解》)

至于王君谓小青龙加石膏汤所加石膏亦甚少者，而愚则另有拟议也。按《金匮》小青龙加石膏汤与越婢加半夏汤并列于肺病门中，越婢加半夏汤所主之病为咳而上气，此为肺胀，其人喘息如脱状，脉浮大者，此汤主之。小青龙加石膏汤所主之病为肺胀咳而上气，烦而喘，脉浮者，此汤主之。是二方所主之病原相近也。越婢加半夏汤中言脉浮大，其为热可知，而小青龙加石膏方中，虽但言脉浮未尝言大，然病兼烦躁，此为太阳烦躁，与少阴烦躁不同，其为热尤显然也。由斯而论，是二病之热亦相近。而越婢加半夏方中有石膏半斤，小青龙加石膏方中仅加石膏一两，且其所用桂、辛、干姜诸热药，原为越婢加半夏汤中所无，而其分量又皆重于石膏数倍，其为汤剂之热者可知，以热治热其能有效乎？再征以竹皮大丸中之石膏各书之分量不同，则此方中所加石膏之分量必有差误可断言也，是以愚用此方时石膏恒为诸热药之七八倍，方能随手奏效。拙著《衷中参西录》五期中，载有历序用小青龙汤之经过及通变化裁之法，可参观也。王君又谓煅石膏治外感轻病亦能奏效，此说也愚非不知，拙著《衷中参西录》三期有加味越婢加半夏汤治人素有痰嗽，因外感袭肺而痰嗽益甚，或微兼喘逆痰涎壅滞者。方中石膏三钱、原系煅用，服后可将痰涎结成小块易于吐出，后乃虑此方若误以治外感稍剧之证，恐药不能胜病，更将煅石膏加多必至痰火凝结于胸中，而成结胸之险证，则甚可畏也。是以至再版时，遂改为生石膏四钱，其清上焦之力能使痰涎自化为水，随小便泻出，较之紧成小块吐出者尤稳妥也。盖愚生平志愿深望医界同人尽用生石膏，药房中亦皆不鬻煅石膏，乃为达到目的，复何忍倡用煅石膏以治外感之轻病乎！(《医学衷中参西录·答王隆骥君石膏生用煅用之研究》)

一为小青龙汤。其方外能解表，内能涤饮，以治外感痰喘诚有奇效，中风、伤寒、温病皆可用。然宜酌加生石膏，以调麻、桂、姜、辛之热方效。是以《伤寒论》小青龙汤无加石膏之例，而《金匮》有小青龙加石膏汤，所以补《伤寒论》之未备也。至愚用此汤时，遇挟有实热者，又恒加生石膏至一两强也。(《医学衷中参西录·温病之治法详于《伤寒论》解》)

小青龙汤

[组成] 麻黄去节，三两　芍药三两　细辛三两　干姜三两　甘草三两　桂

枝去皮，三两　　五味子半升　　半夏汤洗，半升

[**主治**] 伤寒表不解，心下有水气，干呕，发热而咳，或渴，或利，或噎，或小便不利、少腹满，或喘者。

[**加减**] 若渴者，去半夏、加瓜蒌根三两。若噎者（即呃逆），去麻黄，加附子一枚炮。若小便不利、少腹满，去麻黄，加茯苓四两。若喘者，去麻黄，加杏仁半升，去皮尖。

[**用法**] 上八味，以水一斗，先煮麻黄减二升，去上沫，纳诸药，煮取三升，去滓，温服一升。若微利者，去麻黄，加荛花，如鸡子大，熬令赤色（古以熬字作炒字用）。

按：荛花今人罕用，修园谓可以茯苓代之。

[**方论**] 小青龙汤，为治外感痰喘之神方。其人或素有他证，于小青龙汤不宜，而至必须用小青龙汤之时，亦不可有所顾忌。徐灵胎曰：松江王孝贤夫人，素有血证，时发时止，发则微嗽。又因感冒变成痰喘，不能着枕，日夜俯几而坐，竟不能支持矣。是时有常州名医法丹书调治不效，延余至。余曰：此小青龙汤证也。法曰：我固知之，但体弱而素有血证，麻、桂诸方可用乎？余曰：急则治标，若更喘数日殆失。且治其新病，愈后再治其本病可也。法曰：诚然，病家焉能知之，如用麻、桂而本病复发，则不咎病本无治，而恨用麻、桂误之矣。我乃行道之人，不能任其咎，君不以医名，我不与闻，君独任之可也。余曰：然服之有害，我自当之，但求先生不阻之耳。遂与服，饮毕而气平，终夕得安。然后以消痰、润肺、养阴、开胃之方，以次调之，体乃复旧。

按：有血证者，最忌桂枝，不甚忌麻黄。用此方时，宜稍为变通，去桂枝留麻黄，再加生石膏，服之亦可愈病，日妥善无他虞。

愚用小青龙治外感痰喘，屡次皆效。然必加生石膏，或七八钱，或至两余，若畏石膏不敢多用，即无效验。堂姊丈褚樾浓，体丰气虚，素多痰饮，薄受外感即大喘不止，医治无效，旬日喘始渐愈。偶与愚言及，若甚恐惧。愚曰：此甚易治，顾用方何如耳。《金匮》小青龙加石

膏汤，为治外感痰喘之神方，辅以拙拟从龙汤，则其功愈显。若后再喘时，先服小青龙加石膏汤，若一剂喘定，继服从龙汤一剂，其喘必不反复。若一剂喘未定，小青龙加石膏汤可服至两三剂，若犹未痊愈，继服从龙汤一两剂，必能痊愈。若服小青龙加石膏汤喘止，旋反复，再服不效者，继服从龙汤一二剂必效。遂录两方赠之，樾浓甚欣喜，如获异珍，后用小青龙汤时，畏石膏不敢多加，虽效实无捷效。偶因外感较重喘剧，连服小青龙汤两剂，每剂加生石膏三钱，喘不止而转增烦躁，遂放胆加生石膏一两，一剂喘止，而烦躁亦愈。由斯观之，即脉与证皆无热象者，亦宜加生石膏数钱，以解麻、桂、姜、辛之热也。(《医学衷中参西录·治伤寒方·小青龙汤解》)

《伤寒论》小青龙汤治喘，去麻黄加杏仁者，因喘者多兼元气不能收摄，故不取麻黄之温散，而代以杏仁之苦降。至《金匮》小青龙加石膏汤，有石膏之寒凉镇重，自能监制麻黄，不使过于温散。故虽治喘而肺胀兼烦躁者，不妨仍用麻黄。为不去麻黄，所以不必加杏仁也。惟此汤与越婢加半夏汤，皆主肺胀作喘，而此汤所主之证又兼烦躁，似更热于越婢加半夏汤所主之证。乃越婢加半夏汤中石膏半斤；小青龙汤所加之石膏只二两，且又有桂枝、姜、辛诸药为越婢加半夏汤中所无，平均其药性，虽加石膏二两，仍当以热论，又何以治肺胀烦躁作喘乎？由斯知其石膏之分量必有差误。是以愚用此方时，必使石膏之分量远过于诸药之分量，而后能胜热定喘，有用此汤者尚其深思愚言哉。(《医学衷中参西录·用小青龙汤治外感痰喘之经过及变通之法》)

外感之证，皆忌用五味，而兼痰嗽者尤忌之，以其酸敛之力甚大，能将外感之邪锢闭肺中而终身成痨嗽也。惟与干姜并用，济之以至辛之味，则分毫无碍。按五行之理，辛可胜酸，《内经》有明文也。徐氏《本草百种录》中亦论之甚详。

肺具阖辟之力，其阖辟之力适均，且机关灵动活泼，则呼吸自顺。陈修园曰：干姜以司肺之辟，五味以司肺之阖，细辛以发动其阖辟活之机，小青龙汤中，当以此三味为主，故他药皆可加减，此三味则缺一不可。按五味能阖，干姜能辟，其理易明，至细辛能发动其阖辟之机，其理甚邃。盖细辛味辛，而细嚼之，有酸收之意，《本经》谓主咳逆上气，是此一药不但味辛能辟，而又能阖也，其所以能发动阖辟之机者，诚在于斯细辛有服不过钱之说，是言单服此一味也。若入汤剂，有他药渣相混，即用一钱，不过有半钱之力，若再少用，即不能成功矣。故用小青龙汤者，细辛必以一钱为度。

麻黄能泻肺气以定喘，桂枝能降肺气以定喘。外感痰喘，多有兼气虚者，故不敢用麻黄泻肺，而易以杏仁，助桂枝以降肺。由是观之，若其气分不虚，而证又甚实，不去麻黄亦可，或加杏仁，减麻黄之半亦可。况《金匮》小青龙加石膏汤，治肺胀作喘，原不去麻黄，亦不加杏仁。盖加石膏，即可以不去麻黄，为有麻黄，所以不用杏仁。若遇其气分甚虚者，虽加石膏，亦宜以杏仁代麻黄，而又加参也。(《医学衷中参西录·治伤寒方·小青龙汤解》)

小青龙汤虽善治外感作喘，而愚治外感作喘亦非概用小青龙汤也。今即愚所经验者，缕析条分，胪列于下，以备治外感作喘者之采用。

（一）气逆迫促，喘且呻，或兼肩息者，宜小青龙汤减麻黄之半，加杏仁。热者加生石膏。

（二）喘状如前，而脉象无力者，宜小青龙汤去麻黄，加杏仁，再加人参、生石膏。若其脉虚而兼数者，宜再加知母。

（三）喘不至呻，亦不肩息，惟吸难呼易，苦上气，其脉虚而无力或兼数者，宜拙拟滋阴清燥汤（方载三期第五卷）。

（四）喘不甚剧，呼吸无声，其脉实而至数不数者，宜小青龙汤原方加生石膏。若脉数者，宜减麻黄之半，加生石膏、知母。

……

至于麻黄汤证恒兼有微喘者，服麻黄汤原方即愈。业医者大抵皆知，似无庸愚之赘言。然服药后喘虽能愈，不能必其不传阳明。惟于方中加知母数钱，则喘愈而病亦必愈。

平均小青龙汤之药性，当以热论，而外感痰喘之证又有热者十之八九，是以愚用小青龙汤三十余年，未尝一次不加生石膏。即所遇之证分毫不觉热，亦必加生石膏五六钱，使药性之凉热归于平均。若遇证之觉热，或脉象有热者，则必加生石膏两许或一两强。若因其脉虚用人参于汤中者，即其脉分毫无热，亦必加生石膏两许以辅之，始能受人参温补之力。至其证之或兼烦躁，或表里壮热者，又宜加生石膏至两半或至二两，方能有效。

曾有问治外感痰喘于愚者，语以当用小青龙汤及如何加减之法。切嘱其必多加生石膏然后有效。后其人因外感病发，自治不愈，势极危殆，仓皇迎愚。既至知其自服小青龙汤两剂，每剂加生石膏三钱，服后其喘不止，转加烦躁，惴惴惟恐不愈，乃仍为开小青龙汤，去麻黄，加杏仁，又加生石膏一两。一剂喘止，烦躁亦愈十之八九。又用生龙骨、生牡蛎各一两，苏子、半夏、牛蒡子各三钱，生杭芍五钱（此方系后定之从龙汤），为其仍有烦躁之意又加生石膏一两。服后霍然痊愈。此证因不敢重用生石膏，几至病危不起。彼但知用小青龙汤以治外感痰喘，而不重用生石膏以清热者，尚其以兹为鉴哉。（《医学衷中参西录·用小青龙汤治外感痰喘之经过及变通之法》）

喻嘉言曰："桂枝、麻黄汤无大小，而青龙汤有大小者，以桂枝、麻黄汤之变法多；大青龙汤之变法不过于麻桂二方内施其化裁，或增或去，或饶或减，其中神化莫可端倪。又立小青龙一法，散邪之功兼乎涤饮，取义山泽小龙养成头角，乘雷雨而翻江搅海，直奔龙门之意，用以代大青龙而擅江河行水之力，立法诚大备也。因经叔和之编次，漫无统纪。昌于分篇之际，特以大青龙为纲，于中麻、桂诸法悉统于青龙项下，拟为龙背、龙腰、龙腹，然后以小青龙尾之。或飞、或潜，可弥、可伏，用大、用小，曲畅无遗，居然仲景通天手眼驭龙心法矣。昔有善画龙者，举笔凝思，而青天忽生风雨。吾不知仲景制方之时，其为龙乎，其为仲景乎，必有倏焉雷雨满盈（大青龙汤），倏焉密云不雨（桂枝二越婢一汤），倏焉波浪奔腾（以小青龙汤），倏焉天日开朗（真武汤），以应其生心之化裁者。神哉青龙等方，即拟为九天龙经可也。"

又曰："娄东胡卣臣先生，昌所谓贤士大夫也。夙昔痰饮为恙，夏日地气上升，痰即内动。设有外感，膈间痰即不行，两三日瘥后，当胸尚结小痤。无医不询，无方不考，乃至梦寐恳求大士治疗，因而闻疾思苦，深入三摩地位，荐分治病手眼，今且仁智兼成矣。昌昔谓膀胱之气流行，地气不升，则天气常朗。其偶受外感，则仲景之小青龙汤一方，与大士水月光中大圆镜智无以异也。盖无形之感，挟有形之痰，互为胶漆，其当胸窟宅适在太阳经位，惟于麻、桂方中倍加五味、半夏以涤饮而收阴，加干姜、细辛以散结而分邪，合而用之，令药力适在痰饮缩结之处，攻击片时，则无形之感从肌肤出，有形之痰从水道出，顷刻分解无余，而膺胸空旷不复丛生小痤矣。若泥麻、桂甘温，减去不用，则不成为龙矣。将恃何物为翻波鼓浪之具乎？"观喻氏二节之论，实能将小青龙汤之妙用尽行传出。其言词之妙，直胜于生公说法矣。（《医学衷中参西录·用小青龙汤治外感痰喘之经过及变通之法》）

小青龙汤为治外感痰喘之神方。

其人或素有他证，于小青龙汤不宜，而至于必须用小青龙汤时，宜将其方善为变通，与素有之证无妨，始能稳妥奏功。（《医学衷中参西录·用小青龙汤治外感痰喘之经过及变通之法》）

其人若素有肺病常咳血者，用小青龙汤时，又当另有加减，宜去桂枝留麻黄，又宜于加杏仁、石膏之外，再酌加天冬数钱。盖咳血及吐衄之证，最忌桂枝，而不甚忌麻黄，以桂枝能助血分之热也。

忆岁在癸卯，曾设教于本县北境刘仁村，余之外祖父家也，有近族舅母刘媪，年过五旬，曾于初春感受风寒，愚为诊视，疏方中有桂枝，服后一汗而愈，因其方服之有效，恐其或失，粘于壁上以俟再用。至暮春又感受风温，遂取其方自购药服之，服后遂至吐血，治以凉血降胃之

药，连服数剂始愈。(《医学衷中参西录·太阳病小青龙汤证》)

小青龙汤原方：麻黄三两去节，桂枝三两去皮，芍药三两，五味子半升，干姜三两切，甘草三两炙，细辛三两，半夏半升汤洗。上八味，以水一斗，先煮麻黄，减二升，去上沫，纳诸药，煮取三升，去滓，温服一升。若微利者，去麻黄，加荛花如鸡子大，熬（炒也），令赤色；若渴者，去半夏加瓜蒌根三两；若噎者，去麻黄加附子一枚炮；若小便不利少腹满者，去麻黄加茯苓四两；若喘者去麻黄加杏仁半升。

按：荛花近时无用者，《医宗金鉴》注，谓系芫花之类，攻水之力甚峻，用五分可令人下数十次，当以茯苓代之。又噎字，注疏家多以呃逆解之，字典中原有此讲法，然观其去麻黄加附子，似按寒痰凝结梗塞咽喉解法，方与所加之药相宜。(《医学衷中参西录·太阳病小青龙汤证》)

小青龙汤后世所用分量：麻黄二钱，桂枝尖二钱，清半夏二钱，生杭药三钱，甘草钱半，五味子钱半，干姜一钱，细辛一钱。

此后世方书所载小青龙汤分量，而愚略为加减也。喘者原去麻黄，加杏仁。愚于喘证之证脉俱实者，又恒加杏仁三钱，而仍用麻黄一钱，则其效更捷，若证虽实而脉象虚弱者，麻黄即不宜用，或只用五分，再加生山药三钱以佐之亦可。惟方中若加生石膏者，仍可用麻黄一钱，为石膏能监制麻黄也。

《伤寒论》用小青龙汤无加石膏之例。而《金匮》有小青龙加石膏汤，治肺胀，咳而上气，烦躁而喘，脉浮者，心下有水。是以愚治外感痰喘之挟热者，遵《金匮》之例，必酌加生石膏数钱，其热甚者又常用至两余。(《医学衷中参西录·用小青龙汤治外感痰喘之经过及变通之法》)

更定小青龙汤分量：麻黄二钱、生杭芍三钱、干姜一钱、甘草钱半、桂枝尖二钱、清半夏二钱、五味子钱半、细辛一钱。

此后世方书所载小青龙汤分量，而愚略为加减也。喘者，原去麻黄加杏仁，愚于喘证之甚实者，又恒加杏仁三钱，而仍用麻黄一钱，则其效更捷。若兼虚者，麻黄断不宜用。《伤寒论》小青龙汤，无加石膏之例，而《金匮》有小青龙加石膏汤，治肺胀咳而上气，烦躁而喘，脉浮者，心下有水。是以愚治外感痰喘之挟热者，遵《金匮》之例，必酌加生石膏数钱，其热甚者，又或用至两余。

寒温中，皆有痰喘之证，其剧者甚为危险。医者自出私智治之，皆不能效，惟治以小青龙汤，或治以小青龙加石膏汤，则可随手奏效。然寒温之证，兼喘者甚多，而有有痰无痰与虚实轻重之分，又不必定用小青龙汤也。今将其证，分列数条于下，审证施治，庶几不误。(《医学衷中参西录·治伤寒方·小青龙汤解》)

后世所用小青龙汤分量：麻黄二钱，桂枝尖二钱，芍药三钱，五味子钱半，干姜一钱，甘草钱半，细辛一钱，半夏二钱，煎一盅作一次服。

喻嘉言曰：桂枝、麻黄无大小，而青龙汤有大小者，以桂枝麻黄之变化多，而大青龙汤之变法不过于桂麻二汤之内施其化裁，故又立小青龙汤一法，散邪之功兼乎涤饮，取义山泽小龙养成头角，乘雷雨而翻江搅海，直奔龙门之义，用以代大青龙而擅江河行水之力，立法诚大备也。昌昔谓之气流行，地气不升则天气常朗，其偶受外感，则仲景之小青龙汤一方，与大士水月光中大圆镜智无以异也。盖无形之感挟有形之痰，互为胶漆，其当胸窟宅适在太阳经位，惟于麻黄、桂枝方中，加五味子、半夏以涤饮而收阴，干姜、细辛以散结而分解，合而用之，令药力适在痰饮绾结之处攻击片时，则无形之感从肌肤出，有形之痰从水道出，顷刻分解无余，而胸膺空旷矣。

小青龙汤所兼主诸病，喘居其末，而后世治外感痰喘者，实以小青龙汤为主方，是小青龙汤为外感中治痰饮之剂，实为理肺之剂也。肺主呼吸，其呼吸之机关在于肺叶之阖辟，其阖辟之机自如，喘病自愈。是以陈修园谓：小青龙汤当以五味、干姜、细辛为主药，盖五味子以司肺之阖，干姜以司肺之辟，细辛以发动其阖辟活泼之机，故小青龙汤中诸药皆可加减，独此三味不可加减。

按：陈氏此论甚当，至其谓细辛能发动阖辟活泼之灵机，此中原有妙理。盖细辛人皆知为足少阴之药，故伤寒少阴证多用之，然其性实能引足少阴与手少阴相交，是以少阴伤寒、心肾不交而烦躁者宜用之，又能引诸药之力上达于脑，是以阴寒头疼者必用之，且其含有龙脑气味，能透发神经使之灵活，自能发动肺叶阖辟之机使灵活也。又邹润安谓：凡风气寒气，根于精血、津液、便溺、涕唾以为患者，并能曳而出之，使相离而不相附，审斯则小青龙汤中之用细辛，亦所以除水气中之风寒也。

仲景之方，用五味即用干姜，诚以外感之证皆忌五味，而兼痰嗽者尤忌之，以其酸敛之力甚大，能将外感之邪锢闭肺中永成痨嗽，惟济之以干姜至辛之味，则无碍。诚以五行之理，辛能胜酸，《内经》有明文也。徐氏《本草百种注》中论之甚详，而愚近时临证品验，则另有心得，盖五味之皮虽酸，其仁则含有辛味，以仁之辛济皮之酸，自不至因过酸生弊，是以愚治痨嗽，恒将五味捣碎入煎，少佐以射干、牛蒡诸药即能奏效，不必定佐以干姜也。

特是医家治外感痰喘喜用麻黄，而以小青龙汤治外感之喘，转去麻黄加杏仁，恒令用者生疑。近见有彰明登诸医报而议其非者，以为既减去麻黄，将恃何者以治外感之喘乎？不知《神农本草经》谓桂枝主上气咳逆、吐吸，是桂枝原能降气定喘也。诚以喘虽由于外感，亦恒兼因元气虚损不能固摄，麻黄虽能定喘，其得力处在于泻肺，恐于元气素虚者不宜，是以不取麻黄之泻肺，但取桂枝之降肺，更加杏仁能降肺兼能利痰祛邪之品以为之辅佐，是以能稳重建功也。

《伤寒论》小青龙汤为治外感因有水气作喘之圣方，而以治后世痰喘证，似有不尽吻合之处，诚以《伤寒论》所言之水气原属凉，而后世所言之痰喘多属热也。为其属热，则借用小青龙汤原当以凉药佐之。尝观小青龙汤后诸多加法，原无加石膏之例，至《金匮》治肺胀作喘，则有小青龙加石膏汤矣。仲景当日先著《伤寒论》，后著《金医要略》，《伤寒论》中小青龙汤无加石膏之例，是当其著《伤寒论》时犹无宜加石膏之证也。至《金匮》中载有小青龙加石膏汤，是其著《金匮》时已有宜加石膏之证也。夫仲景先著《伤寒论》后著《金匮要略》，相隔不过十余年之间耳，而其病随气化之更变即迥有不同，况上下相隔千余年乎？是以愚用小青龙汤以治外感痰喘，必加生石膏两许，或至一两强，方能奏效。盖如此多用石膏，不惟治外感之热且以解方中药性之热也。为有石膏以监制麻黄，若遇脉之实者，仍宜用麻黄一钱，试举一案以征明之。(《医学衷中参西录·太阳病小青龙汤证》)

燮理汤

[**组成**] 生山药八钱　金银花五钱　生杭芍六钱　牛蒡子炒捣，二钱　甘草二钱　黄连钱半　肉桂去粗皮将药煎至数十沸再入，一钱半

[**主治**] 治下痢服前药未痊愈者。若下痢已数日，亦可迳服此汤。又治噤口痢。

[**用法**] 单赤痢加生地榆二钱，单白痢加生姜二钱，血痢加鸦胆子二十粒（去皮），药汁送服。

[**方论**] 痢证古称滞下，所谓滞下者，诚以寒火凝结下焦，瘀为脓血，留滞不下，而寒火交战之力又逼迫之，以使之下也。故方中黄连以治其火，肉桂以治其寒，二药等份并用，阴阳燮理于顷刻矣。用白芍者，《伤寒论》诸方，腹疼必加芍药协同甘草，亦燮理阴阳之妙品。且痢证之噤口不食者，必是胆火逆冲胃口，后重里急者，必是肝火下迫大肠，白芍能泻肝胆之火，故能治之。矧肝主藏血，肝胆火戢，则脓血自敛也。用山药者，滞下久则阴分必亏，山药之多液，可滋脏腑之真阴。且滞下久，则气化不固，山药之收涩，更能固下焦之气化也。又白芍善利小便，自小便以泻寒火之凝结。牛蒡能通大便，自大便以泻寒火之凝结。金银花与甘草同用，善解热毒，可预防肠中之溃烂。单白痢则病在气分，故加生姜以行气。单赤痢则病在血分，故加生地榆以凉血。至痢中多带鲜血，

其血分为尤热矣，故加鸦胆子，以大清血分之热。拙拟此方以来，岁遇患痢者不知凡几，投以此汤，即至剧者，连服数剂亦必见效。

痢证，多因先有积热，后又感凉而得。或饮食贪凉，或寝处贪凉，热为凉迫，热转不散。迨历日既多，又浸至有热无凉，犹伤于寒者之转病热也。所以此方虽黄连、肉桂等份并用，而肉桂之热，究不敌黄连之寒。况重用白芍，以为黄连之佐使，是此汤为燮理阴阳之剂，而实则清火之剂也。

或问：以此汤治痢，虽在数日之后，或服化滞汤之后，而此时痢邪犹盛，遽重用山药补之，独无留邪之患乎？答曰：山药虽饶有补力，而性略迟钝，与参、芪之迅速者不同。在此方中，虽与诸药同服，约必俟诸药之凉者、热者、通者、利者，将痢邪消融殆尽，而后大发其补性，以从容培养于诸药之后，俾邪去而正已复，此乃万全之策，又何至留邪乎？且山药与芍药并用，大能泻上焦之虚热，与痢之噤口者尤宜。是以愚用此汤，遇痢之挟虚与年迈者，山药恒用至一两，或至一两强也。

或问：地榆方书多炒炭用之，取其黑能胜红，以制血之妄行。此方治单赤痢加地榆，何以独生用乎？答曰：地榆之性，凉而且涩，能凉血兼能止血，若炒之则无斯效矣，此方治赤痢所以必加生地榆也。且赤痢之证，其剧者，或因肠中溃烂。林屋山人治汤火伤，皮肤溃烂，用生地榆末和香油敷之甚效。夫外敷能治皮肤因热溃烂，而内服亦当有此效可知也。鸭蛋子一名鸦胆子，苦参所结之子也。不但善治血痢，凡诸痢证皆可用之。即纯白之痢，用之亦有效验，而以治噤口痢、烟后痢尤多奇效，并治大小便因热下血。其方单用鸦胆子（去皮），择成实者五六十粒，白砂糖化水送服，日两次，大有奇效。若下血因凉者，亦可与温补之药同用。其善清血热，而性非寒凉，善化瘀滞，而力非开破，有祛邪之能，兼有补正之功，诚良药也。坊间将鸦胆子去皮，用益元散为衣，治二便下血如神，名曰菩提丹，赞有其神灵之功也。（《医学衷中参西录·治痢方》）

新拟和肝丸

[**组成**] 粉甘草_{细末，五两}　生杭芍_{细末，三两}　青连翘_{细末，三两}　广肉桂_{去粗皮细末，两半}　冰片_{细末，三钱}　薄荷冰_{细末，四钱}　片朱砂_{细末，三两}

[**主治**] 治肝体木硬，肝气郁结，肝中血管闭塞，及肝木横恣侮克脾土。其现病或胁下胀疼，或肢体串疼，或饮食减少，呕哕、吞酸，或噫气不除，或呃逆连连，或头疼目胀、眩晕、痉痫，种种诸证。

[**用法**] 上药七味，将前六味和匀，水泛为丸，梧桐子大，晾干（不宜晒），用朱砂为衣，勿余剩。务令坚实光滑始不走味。每于饭后一点钟服二十粒至三十粒，日再服。病急剧者，宜空心服；或于服两次之后，临睡时又服一次更佳。若无病者，但以为健胃消食药，则每饭后一点钟服十粒即可。

[**方论**] 数年来肝之为病颇多，而在女子为尤甚。医者习用香附、青皮、枳壳、延胡开气之品，及柴胡、川芎升气之品。连连服之，恒有肝病未除，元气已弱，不能支持，后遇良医，亦殊难为之挽救，若斯者良可慨也。此方用甘草之甘以缓肝；芍药之润以柔肝；连翘以散其气分之结（尝单用以治肝气郁结有殊效）；冰片、薄荷冰以通其血管之闭；肉桂以抑肝木之横恣；朱砂以制肝中之相火妄行。且合之为丸，其味辛香甘美，能醒脾健胃，使饮食加增。又其药性平和，在上能清，在下能温（此药初服下觉凉及行至下焦则又变为温性）。故凡一切肝之为病，服他药不愈者，徐服此药，自能奏效。(《医学衷中参西录·论肝病治法》)

阳旦汤

[**组成**] 阳旦汤即桂枝加桂汤再加附子。

[**主治**] 中风或伤寒，脉浮，发热往来，汗出恶风，项颈强，鼻鸣干呕。

[方论] 诚如君所言者。盖此系他医所治之案，其失处在证原有热，因脚挛误认为寒，竟于桂枝中增桂加附，以致汗出亡阳，遂至厥逆，仲景因门人之问，重申之而明其所以厥逆之故，实因汗出亡阳。若欲挽回此证使至夜半可愈，宜先急用甘草干姜汤以回其阳；虽因汗多损液以致咽干，且液伤而大便燥结成阳明之谵语，亦不暇顾。迨夜半阳回脚伸，惟胫上微拘急，此非阳之未回，实因液伤不能濡筋也。故继服芍药甘草汤以复其津液，则胫上拘急与咽喉作干皆愈。更用承气汤以通其大便，则谵语亦遂愈也。所用之药息息与病机相赴，故病虽危险可挽回也。

（《医学衷中参西录·答徐韵英阳旦汤之商榷》）

炙甘草汤

[组成] 甘草炙，四两　生姜切，三两　桂枝去皮，三两　人参二两　生地黄一斤　阿胶二两　麦门冬半升　麻子仁半升　大枣擘，三十枚

[主治] 伤寒脉结代，心动悸。

[用法] 上九味，以清酒七升，水八升，先煮八味，取三升，去滓，纳胶，烊化消尽，温服一升，日三服。

[方论] 陷胸、泻心诸方，大抵皆治外感之实证，乃有其证虽属外感，而其人内亏实甚者，则《伤寒论》中炙甘草汤所主之证是也。

《伤寒论》原文：伤寒脉结代，心动悸，炙甘草汤主之。

脉之跳动，偶有止时，其止无定数者为结，言其脉结而不行，是以中止也；止有定数者曰代，言其脉至此即少一跳动，必需他脉代之也。二脉虽皆为特别病脉，然实有轻重之分，盖结脉止无定数，不过其脉偶阻于气血凝滞之处，而有时一止，是以为病犹轻；至代脉则止有定数，是脏腑中有一脏之气内亏，不能外达于脉之部位，是以为病甚重也。其心动悸者，正其结代脉之所由来也。

按：炙甘草汤之用意甚深，而注疏家则谓，方中多用富有汁浆之药。为其心血亏少，是以心中动悸以致脉象结代，故重用富有汁浆之

药，以滋补心血，为此方中之宗旨，不知如此以论此方，则浅之乎视此方矣。试观方中诸药，惟生地黄（即干地黄）重用一斤，地黄原补肾药也，惟当时无熟地黄，多用又恐其失于寒凉，故煮之以酒七升、水八升，且酒水共十五升，而煮之减去十二升，是酒性原热，而又复久煮，欲变生地黄之凉性为温性者，欲其温补肾脏也。盖脉之跳动在心，而脉之所以跳动有力者，实赖肾气上升与心气相济，是以伤寒少阴病，因肾为病伤，遏抑肾中气化不能上与心交，无论其病为凉为热，而脉皆微弱无力，是明征也。由斯观之，是炙甘草汤之用意，原以补助肾中之气化，俾其壮旺上升，与心中之气化相济救为要着也。至其滋补心血，则犹方中兼治之副作用也，犹此方中所缓图者也。

又方中人参原能助心脉跳动，实为方中要药，而只用二两，折为今之六钱，再三分之一，剂中只有人参二钱，此恐分量有误，拟加倍为四钱则奏效当速也。然人参必用党参，而不用辽参，盖辽参有热性也。（《医学衷中参西录·太阳病炙甘草汤证》）

按：熟地黄原非治寒温之药，而病至极危时，不妨用之，以救一时之急。故仲景治脉结代，有炙甘草汤，亦用干地黄，结代亦险脉也。如无酸石榴时，可用龙骨（煅捣）、牡蛎（煅捣）各五钱代之。（《医学衷中参西录·治伤寒温病同用方·白虎加人参以山药代粳米汤》）

或疑炙甘草汤（亦名复脉汤）中亦有麦冬，却无石膏、半夏。然有桂枝、生姜之辛温宣通者，以驾驭之，故亦不至留邪。彼惟知以甘寒退寒温之余热者，安能援以为口实哉！

又按：上焦烦热太甚者，原非轻剂所能疗。而投以重剂，又恐药过病所，而病转不愈。惟用重剂，徐徐饮下，乃为合法。（《医学衷中参西录·治伤寒温病同用方·仙露汤》）

又仲景治伤寒脉结代者，用炙甘草汤，诚佳方也。愚治寒温，若其外感之热不盛，遇此等脉，即遵仲景之法。若其脉虽结代，而外感之火甚实者，亦用白虎加人参以山药代粳米汤。（《医学衷中参西录·治伤寒温

病同用方·白虎加人参以山药代粳米汤》）

又炙甘草汤虽结代之脉并治，然因结轻代重，故其制方之时注重于代，纯用补药。至结脉恒有不宜纯用补药，宜少加开通之药始与病相宜者。（《医学衷中参西录·太阳病炙甘草汤证》）

又脉象结代而兼有阳明实热者，但治以炙甘草汤恐难奏功，宜借用白虎加人参汤，以炙甘草汤中生地黄代方中知母，生怀山药代方中粳米。（《医学衷中参西录·太阳病炙甘草汤证》）

治喘证方 1

（方名为编者所加。编者注）

[组成] 川楝子六钱　生杭芍六钱　生赭石细末，六钱　厚朴二钱　清半夏二钱　乳香二钱　没药二钱　龙胆草二钱　桂枝尖二钱　苏子二钱　甘草二钱

[主治] 因猝然暴怒，激动肝气、肝火，更挟冲气上冲，胃气上逆，迫挤肺之吸气不能下行作喘者。

[用法] 磨取铁锈浓水煎服。（《医学衷中参西录·总论喘证治法》）

治喘证方 2

（方名为编者所加。编者注）

[组成] 生怀山药一两　玄参六钱　甘枸杞六钱　生箭芪四钱　知母二钱　桂枝尖二钱

[主治] 大气下陷作喘，又兼阴虚不纳气作喘者，其呼吸皆觉困难，益自强为呼吸而呈喘状，其脉象微弱无力，或脉搏略数，或背发紧而身心微有灼热。

[用法] 煎汤服。

[方论] 方中不用桔梗、升、柴者，恐与阴虚不纳气有碍也。（《医学衷中参西录·总论喘证治法》）

治吐血方

（方名为编者所加。编者注）

[**组成**] 大黄细末　肉桂细末，各六七分

[**主治**] 吐血衄血，脉象有实热者。

[**方论**]《金匮》泻心汤，诚为治吐血衄血良方，惟脉象有实热者宜之。若脉象微似有热者，愚恒用大黄三钱，煎汤送服赤石脂细末四五钱。若脉象分毫无热，且心中不觉热者，愚恒用大黄细末、肉桂细末各六七分，用开水送服即愈。（《医学衷中参西录·大黄解》）

治咽喉病方

[**组成**] 肉桂五分　炮姜五分　甘草五分

[**主治**] 咽喉疼痛。

[**用法**] 置碗内浸以滚水，仍将碗置于滚水中，饮药一口，徐徐咽下立愈。

[**方论**] 或用乌附之片，涂以鲜蜜，火炙透至黑，取一片口含咽津，至片不甜时，再换一片，亦立愈。

咽喉之证，热者居多。然亦兼有寒者，不可不知。王洪绪曰：咽喉之间，素分毫无病，顷刻之间，或疼或闷，此系虚寒、阴火之证。

按王氏之说，咽喉陡然疼闷者，皆系因寒。然亦有因热者，或其人素有蕴热，陡然为外感所束，或劳碌过度，或暴怒过度，皆能使咽喉骤觉疼闷。斯在临证者，于其人之身体性情动作之际，细心考验，再参以脉象之虚实凉热，自无差谬。若仍恐审证不确，察其病因似寒，而尤恐病因是热，可用蜜炙附子片试含一片，以细验其病之进退亦可。（《医学衷中参西录·治咽喉方·咀华清喉丹》）

中将汤

[组成] 延胡索醋炒，三钱　当归六钱　官桂二钱　甘草二钱　丁香二钱
山楂核醋炒，三钱　郁金醋炒，二钱　沙参四钱　续断酒炒，三钱　肉蔻赤石脂炒，
去石脂不用，三钱　苦参三钱　怀牛膝三钱

[主治] 以调妇女经脉。

[用法] 共十二味，轧作粗渣，分三剂。每用一剂，开水浸盖碗中
约半点钟，将其汤饮下。如此浸服二次，至第三次用水煎服。日用一
剂，数剂经脉自调。

[方论] 东亚人有中将汤，以调妇女经脉，恒有效验。其方秘而不
传。留学东亚者，曾以化验得之。门人高如璧曾开其方相寄，药品下未
有分量。愚为酌定其分量，用之甚有功效，亦与东人制者等。今将其方
开列于下，以备选用。

此方中凉热、补破、涩滑之药皆有，愚所酌分量，俾其力亦适相
当，故凡妇女经脉不调证，皆可服之，而以治白带证尤效。(《医学衷中
参西录·治女科方·玉烛汤》)

竹皮大丸

[组成] 生竹茹二分　石膏二分　白薇一分　桂枝一分　甘草七分

[主治] 妇人乳中虚，烦乱呕逆，安中益气。

[用法] 上五味末之，枣肉和丸弹子大，以饮服一丸，日三夜两服。

[方论] 王君又谓《金匮》竹皮大丸及小青龙加石膏汤，皆所用石
膏甚少，且谓竹皮大丸有二分之石膏，即有七分之甘草，且以枣肉为
丸，其意盖可知矣。而愚对于二方之少用石膏及竹皮大丸之配制，则实
别有拟议也。尝阅行世《金匮》诸本，竹皮大丸石膏载用二分之外，又
有载用一分者，又有载用一两者，是知仲景之书不知几经传写或口授，
至宋始有印本。其中错误原甚多，其药品之分量原不足凭，其方列于妇

人产后门中，故其所主之病，为妇人乳中虚，烦乱呕逆。此乳字当作生字解，调妇人当生子之时也，生子之后而烦乱呕逆，此中必有外感之热已入阳明之腑，是以方中用桂枝以散外感，用石膏以清内热，用竹皮以止呕逆。而必作丸剂者，因石膏性凉质重，若并其质服之，不但能清热且善镇呕逆。然又恐其产后肾虚寒凉下侵，故又多用甘草，丸以枣肉，以缓其下行之势，此仲圣制方之精义也。然须知石膏末服一钱之力，可抵半两，少用胜于多用也。

至于愚治产后外感之热，终虑竹皮大丸中之石膏重坠下达，而不敢轻用，恒以白虎人参汤代之，且又将方中之知母代以玄参，粳米代以生山药。

或疑后世注疏家之解竹皮大丸者，谓因有子食乳，其乳去过多，致生盛热，故主以竹皮大丸，非正当产后因有外感之热用竹皮大丸也，不知注疏家恒疑石膏不可用于产后，故将乳字不作生字讲，而作乳汁讲。且于《本经》石膏治产乳之句亦作乳汁讲，此非以其说解经文，实以经文迁就其说也。藉曰不然，此可于《徐氏洄溪医案》征之。(《医学衷中参西录·答王隆骥君石膏生用煅用之研究》)

逐寒荡惊汤

[**组成**] 胡椒一钱　炮姜一钱　肉桂一钱　丁香十粒

[**用法**] 共捣成细渣。以灶心土三两煮汤，澄清，煎药大半茶杯（药皆捣碎，不可久煎，肉桂又忌久煎，三四沸即可），频频灌之。接服加味理中地黄汤（熟地五钱，焦白术三钱，当归、党参、炙黄芪、炒补骨脂、炒枣仁、枸杞各二钱，炮姜、黄肉、炙草、肉桂各一钱，生姜三片，红枣三枚，胡桃仁二个，打碎为引），灶心土二两，煮水煎药。取浓汁一茶杯，加附子五分，煎水搀入。量小儿大小，分数次灌之。如咳嗽不止者，加米壳、金樱子各一钱。如大热不退者，加生白芍一钱。泄泻不止，去当归加丁香七粒。隔二三日，只用附子二三分。盖因附子大热，中病即宜去之。如用附子太多，则大小便闭塞不出。如不用附

子，则脏腑沉寒，固结不开。若小儿虚寒至极，附子又不妨用一二钱。若小儿但泻不止，或微见惊搐，尚可受药吃乳便利者，并不必服逐寒荡惊汤，只服此汤一剂，而风定神清矣。若小儿尚未成慢惊，不过昏睡发热，或有时热止，或昼间安静，夜间发热，均宜服之。若新病壮实之小儿，眼红口渴者，乃实火之证，方可暂行清解。但果系实火，必大便闭结，气壮声洪，且喜多饮凉水。若吐泻交作，则非实火可知。此方补造化阴阳之不足，有起死回生之功。倘大虚之后，服一剂无效，必须大剂多服为妙。编者注），定获奇效。

[**方论**] 此汤当以胡椒为君。若遇寒痰结胸之甚者，当用二钱，而稍陈者，又不堪用。(《医学衷中参西录·治小儿风证方·镇风汤》)

滋肾丸

[**组成**] 知母　黄柏　肉桂

[**主治**] 阴虚不能化阳，小便不利。

[**方论**] 知母味苦，性寒，液浓而滑。……伍以黄柏兼能滋肾（二药少加肉桂向导，名滋肾丸），治阴虚不能化阳，小便不利。(《医学衷中参西录·知母解》)

第三章 医 案

第一节 内科医案

感 冒

○ 曾治邻村李姓少年，得伤寒证已过旬日，表证未罢，时或恶寒，头犹微疼，舌苔犹白，心中微觉发热，小便色黄，脉象浮弦，重按似有力，此热入太阳之腑（膀胱）也。投以麻黄汤（麻黄三两，桂枝三两去皮，甘草一两炙，杏仁七十个去皮尖。编者注），为加知母八钱，滑石六钱，服后一汗而愈。(《医学衷中参西录·太阳病麻黄汤证》)

○ 曾治邻村武生夏彭龄，年过三旬，冬令感冒风寒，周身恶寒无汗，胸中则甚觉烦躁，原是大青龙汤证，医者误投以麻黄汤，服后汗无分毫而烦躁益甚，几至疯狂，其脉洪滑而浮。投以大青龙汤，以薄荷叶代麻黄，且因曾误服麻黄汤方中原有桂枝，并桂枝亦权为减去。煎服后，覆杯之顷，汗出如洗，病若失。

按：此证当系先有蕴热，因为外寒所束，则蕴热益深，是以烦躁。方中重用石膏以化其蕴热，其热化而欲散，自有外越之机，再用辛凉解肌之薄荷以利导之，是以汗出至易也。若从前未误服麻黄汤者，用此方时不去桂枝亦可，盖大青龙之原方所用桂枝原无多也。(《医学衷中参西录·论大青龙汤中之麻黄当以薄荷代之》)

○ 尝治一少年，于季冬得伤寒证，其人阴分素亏，脉近六至，且甚弦细，身冷恶寒，舌苔淡白。延医诊视，医者谓脉数而弱，伤寒虽在初得，恐不可用麻黄强发其汗。此时愚应其近邻之聘，因邀愚至其家，与所延之医相商。愚曰："麻黄发汗之力虽猛，然少用则无妨，再辅以补正之品，自能稳妥奏功矣。"

遂为疏方：麻黄钱半，桂枝尖一钱，杏仁、甘草各钱半，又为加生怀山药、北沙参各六钱。嘱其煎汤服后，若至两点钟不出汗，宜服西药阿司匹林二分许以助其出汗。后果如此服之，周身得汗而愈矣（《医学衷中参西录·论伤寒脉紧及用麻黄汤之变通法》也录入本案。编者注）。（《医学衷中参西录·太阳病麻黄汤证》）

○ 一人，年过三旬，身形素羸弱，又喜吸鸦片。于冬令得伤寒证，因粗通医学，自服麻黄汤，分毫无汗。求为诊视，脉甚微细，无紧象。遂即所用原方（麻黄汤：麻黄三两，桂枝三两去皮，甘草一两炙，杏仁七十个去皮尖。编者注），为加生黄五钱。服后得汗而愈。此二证皆用麻黄汤是不宜加知母，宜加黄芪者也。（《医学衷中参西录·太阳病麻黄汤证》）

○ 一人年近四旬，身体素羸弱，于季冬得伤寒证，医者投以麻黄汤汗无分毫，求为诊治，其脉似紧而不任重按，遂于麻黄汤（麻黄三两，桂枝三两，炙甘草一两，杏仁七十个。编者注）中加生黄芪、天花粉各五钱，一剂得汗而愈。（《医学衷中参西录·太阳病麻黄汤证》）

○ 忆曾治一媪，年六旬，春初感冒风寒，投以发表之剂，中有桂枝数钱，服后即愈。

其家人为其方灵，贴之壁上。至孟夏，复受感冒，自用其方取药服之，遂致吐血，经医治疗始愈。盖前所受者寒风，后所受者热风，故一则宜用桂枝，一则忌用桂枝，彼用桂枝汤以治温病者可不戒哉！（《医学衷中参西录·桂枝解》）

○ 又一人亦年近四旬，初得外感，经医甫治愈，即出门做事，又重受外感，内外俱觉寒凉，头疼气息微喘，周身微形寒战，诊其脉六部皆无，重按亦不见，愚不禁骇然，问其心中除觉寒凉外别无所苦，知犹可治，不至有意外之虑，遂于麻黄汤原方（麻黄三两，桂枝三两去皮，甘草一两炙，杏仁七十个去皮尖。编者注）中为加生黄芪一两，服药后六脉皆出，周身得微汗，病遂愈。（《医学衷中参西录·太阳病麻黄汤证》）

伤　寒

○ 喻嘉言曰：黄长人犯房劳，病伤寒，守不服药之戒，身热已退，十余日外，忽然昏沉，浑身战栗，手足如冰。急请余至，一医已合就姜、桂之药矣。余适见而骇之，姑俟诊毕，再三辟其差谬。病家自疑阴证，言之不入。只得与医者约曰：此病之安危只争此药一剂，所用当否性命有关，吾与丈各立担承，倘至用药差误，责有所归。医者曰：吾治伤寒三十余年，不知什么担承。余笑曰：吾有明眼在此，不忍见人立就倾危，若不担承，待吾用药，病家方才心安，亟请用药。予以调胃承气汤，约重五钱，煎成，热服半盏，厥渐退，人渐苏。仍与前药，服至尽剂，人事大清。忽然浑身壮热，再与大柴胡汤一剂，热退身安。门人问曰：病者云是阴证见厥，先生确认为阳证，而用下药果应，其理安在？答曰：凡伤寒病初得发热，煎熬津液，鼻干，口渴、便秘，渐至发厥者，不问而知为热也。若阳证忽变阴厥者，万中无一，从古至今无一也。盖阴厥得之阴证，一起便直中真阴经。唇青、面白、遍体冷汗、便利不渴、身倦多睡、醒则人事了了，与伤寒传经之热邪，转入转深人事昏惑者，万万不同也（本案为他人所治。编者注）。

按：喻氏案后之论甚明晰，学者宜细观之。（《医学衷中参西录·治伤寒温病同用方·仙露汤》）

○ 张金铎，天津东门里面粉庄理事，年三十八岁，于季冬得伤寒证，且无脉。

[病因] 旬日前曾感冒风寒，经医治愈，继出门做事，又感风寒遂得斯病。

[证候] 内外俱觉寒凉，头疼，气息微喘，身体微形寒战，六脉皆无。

[诊断] 盖其身体素弱，又在重感之余，风寒深入阻塞经络，是以脉闭。拟治以麻黄汤，再重加补气之药，补其正气以逐邪外出，当可奏效。

[处方] 麻黄三钱、生箭芪一两、桂枝尖二钱、杏仁（去皮）二钱、甘草二钱。

先煎麻黄数沸，吹去浮沫，再入余药同煎汤一大盅，温服，被覆取微汗。

[效果] 服药后周身得汗，其脉即出，诸病皆愈。

[说明] 按此证或疑系少阴伤寒，因少阴伤寒脉原微细，微细之至可至于无也。而愚从太阳治者，因其头疼、微喘、寒战，皆为太阳经之现象，而无少阴证蜷卧、但欲寐之现象也。是以于麻黄汤中，重加生黄一两，以助麻、桂成功，此扶正即以逐邪也。（《医学衷中参西录·伤寒门·伤寒脉闭》）

咳　嗽

〇 一妇人年五旬，上焦阳分虚损，寒饮留滞作嗽，心中怔忡，饮食减少，两腿畏寒，卧床不起者已二年矣。医者见其咳嗽怔忡，犹认为阴分虚损，复用熟地、阿胶诸滞泥之品，服之病益剧。后愚诊视，脉甚弦细，不足四至，投以拙拟理饮汤（白术四钱、干姜五钱、桂枝二钱、炙甘草二钱、茯苓片二钱、白芍二钱、橘红一钱半、川厚朴一钱半。服数剂后，饮虽开通，而气分若不足者，酌加生黄芪数钱。主治因心肺阳虚，致脾湿不升，胃郁不降，饮食不能运化精微，变为饮邪。编者注）加附子三钱，服七八日咳嗽见轻，饮食稍多，而仍不觉热，知其数载沉疴，非程功半载不能愈也。俾每日于两餐之前服生硫黄三分，体验加多，后服数月，其病果愈。

按：古方中硫黄皆用石硫黄，而今之硫黄皆出于石膏其色黄而亮，砂粉甚大，且无臭气者即堪服食。且此物燃之虽气味甚烈，嚼之实无他味。无论病在上在下，皆宜食前喝服，服后即以饭压之。若不能嚼服者，为末开水送服亦可，且其力最长，即一日服一次，其热亦可昼夜不歇。(《医学衷中参西录·杂录·服硫黄法》)

喘 证

〇甫拟成，适有愚外祖家近族舅母刘媪得外感痰喘证，迎为诊治，投以小青龙汤去麻黄、加杏仁，为脉象有热又加生石膏一两，其喘立愈。翌日喘又反复，而较前稍轻。又投以原方，其喘止后迟四五点钟，遂将从龙汤（煅龙骨一两、煅牡蛎一两、生杭芍五钱、清半夏四钱、炒苏子四钱、炒牛蒡子三钱。主治外感痰喘，服小青龙汤，病未痊愈，或愈而复发者，继服此汤。编者注）煎服一剂，其喘即不反复而脱然痊愈矣。(《医学衷中参西录·用小青龙汤治外感痰喘之经过及变通之法》)

〇特是，徐氏既知桂枝误用可致吐血，而其《洄溪医案》中载，治一妇人外感痰喘证，其人素有血证，时发时止，发则微嗽（据此数语断之，其血证当为咳血），因痰喘甚剧，病急治标，投以小青龙汤而愈（本案为他人所治。编者注）。

按：用小青龙汤治外感痰喘，定例原去麻黄加杏仁，而此证则当去桂枝留麻黄，且仿《金匮》用小青龙汤之法，再加生石膏方为稳安。盖麻黄、桂枝，皆能定喘，而桂枝动血分，麻黄不动血分，是以宜去桂枝留麻黄，再借石膏凉镇之力以预防血分之妄动，乃为万全之策，而当日徐氏用此方，未言加减，岂略而未言乎？抑用其原方乎？若用其原方，病虽治愈，亦几等孤注之一掷矣。(《医学衷中参西录·桂枝解》)

○徐灵胎曰："松江王孝贤夫人，素有血证，时发时止，发则微嗽。又因感冒，变成痰喘，不能着枕，日夜俯几而坐，竟不能支持矣。斯时有常州名医法丹书调治不效，延余至，余曰：'此小青龙汤证也。'法曰：'我固知之，但体弱而素有血证，麻、桂诸药可用乎？'余曰：'急则治标，若更喘数日殆矣。且治其新病，愈后再治其本病可也。'法曰：'诚然，病家焉能知之。如用麻、桂而本病复发，则不咎病本无治，而恨用麻、桂误之矣。我乃行道人，不能任其咎。君不以医名，我不与闻，君独任之可也。'余曰：'然，服之有害我自当之。但求先生不阻之耳。'遂与服。饮毕而气平，终夕安然。后以消痰润肺养阴开胃之方调之，体乃复旧（本案为他人所治。编者注）。"

按：血证虽并忌麻、桂，然所甚忌者桂枝，而不甚忌麻黄，且有风热者误用桂枝则吐衄，徐氏曾于批叶天士医案中谆谆言之。其对于家有血证者投以小青龙汤，必然有所加。特其《洄溪医案》凡于用药之处皆浑括言之，略举大意，用古方纵有加减，而亦略而不言也。至愚若遇此证用小青龙汤时，则必去桂枝，留麻黄，加龙骨、牡蛎（皆生用）各数钱，其有热者加知母，热甚者加生石膏。则证之陈新皆顾，投之必效，而非孤注之一掷矣。（《医学衷中参西录·用小青龙汤治外感痰喘之经过及变通之法》）

○徐益林，住天津一区，年三十四岁，业商，得肺痨痰喘证。

[病因]因弱冠时游戏竞走，努力过度伤肺，致有喘病，入冬以来又兼咳嗽。

[证候]平素虽有喘证，然安养时则不犯，入冬以来，寒风陡至，出外为风所袭，忽发咳嗽。咳嗽不已，喘病亦发，咳喘相助为虐，屡次延医，服药不愈，夜不能卧。其脉左部弦细而硬，右部濡而兼沉，至数如常。

[诊断]此乃气血两亏，并有停饮之证，是以其左脉弦细者，气虚

也。弦细兼硬者，肝血虚津液短也。其右脉濡者，湿痰留饮也。濡而兼沉者，中焦气化亦有所不足也。其所以喘而且嗽者，亦痰饮上溢之所迫致也。拟用小青龙汤，再加滋补之药治之。

[处方] 生怀山药一两、当归身四钱、天冬四钱、寸麦冬四钱、生杭芍三钱、清半夏三钱、桂枝尖二钱五分、五味子（捣碎）二钱、杏仁（去皮）二钱、干姜钱半、细辛一钱、甘草钱半、生姜三片。

共煎一大盅，温饮下。

[方解] 凡用小青龙汤，喘者去麻黄加杏仁，此定例也。若有外感之热者，更宜加生石膏，此证无外感之热，故但加二冬以解姜桂诸药之热。

复诊 将药煎服一剂，其喘即愈，又继服两剂，咳嗽亦愈强半，右脉已不沉，似稍有力，左脉仍近弦硬，拟再以健胃养肺滋生血脉之品。

[处方] 生怀山药一两、生百合五钱、大枸杞子五钱、天冬五钱、当归身三钱、苏子（炒捣）钱半、川贝母三钱、白术（炒）三钱、生薏米（捣碎）三钱、生远志二钱、生鸡内金（黄色的捣）钱半、甘草钱半。

共煎汤一大盅，温服。

[效果] 将药连服四剂，咳嗽痊愈，脉亦调和如常矣。(《医学衷中参西录·虚劳喘嗽门·肺痨痰喘》)

○ 徐灵胎谓，受风有热者，误用桂枝则吐血，是诚确当之论。

一妇人，年二十余，因与其夫反目，怒吞鸦片，已经救愈。忽发喘逆，迫促异常，须臾又呼吸顿停，气息全无，约十余呼吸之顷，手足乱动，似有蓄极之势，而喘复如故。若是循环不已，势近垂危，延医数人，皆不知为何病。后愚诊视其脉，左关弦硬，右寸无力，精思良久，恍然悟曰：此必怒激肝胆之火，上冲胃气。夫胃气本下行者也，因肝胆之火冲之，转而上逆，并迫肺气亦上逆，此喘逆迫促所由来也。逆气上干，填塞胸膈，排挤胸中大气，使之下陷。夫肺悬胸中，须臾无大气包举之，即须臾不能呼吸，此呼吸顿停所由来也（此理参观第四卷升陷汤后跋语方明）。迨大气蓄极而通，仍上达胸膈，鼓动肺脏，使得呼吸、逆气遂仍得施其击撞，此又病势之所以循环也。《神农本经》载，桂枝主上气咳逆、结气、喉痹、吐吸（吸不归根即吐出），其能降逆气可知。其性温而条达，能降逆气，又能升大气可知。遂单用桂枝尖三钱，煎汤饮下，须臾气息调和如常。

夫以桂枝一物之微，而升陷降逆，两擅其功，以挽回人命于顷刻，诚天之生斯使独也。然非亲自经验者，又孰信其神妙如是哉。

继用参赭镇气汤，去山药、苏子，加桂枝尖三钱、知母四钱，连服数剂，病不再发。此喘证之特异者，故附记于此（《医学衷中参西录·桂枝解》也录入本案。编者注）。（《医学衷中参西录·治喘息方·参赭镇气汤》）

○一妇人，年四十许，胸中常觉满闷发热，或旬日或浃辰（古时以天干记日，称自子至亥一周十二日为浃辰）之间必大喘一两日，医者用清火理气之药，初服稍效，久服病转增剧。其脉沉细，几不可见，病家问："系何病因？"愚曰："此乃心肺阳虚，不能宣通脾胃，以致多生痰饮也。人之脾胃属土，若地舆然，心肺居临其上，正当太阳部位（膈上属太阳经，观《伤寒论》太阳篇自知），其阳气宣通敷布，若日丽中天，暖光下照，而胃中所纳水谷，实借其阳气宣通之力，以运化精微而生气血，传送渣滓而为二便。清升浊降，痰饮何由而生？惟心肺阳虚，不能如离照当空，脾胃即不能借其宣通之力以运化传送，于是饮食停滞胃口，若大雨之后阴雾连旬，遍地污淖，不能干渗，则痰饮生矣。痰饮既生，日积月累，郁满上焦则作闷，溃满肺窍则作喘，阻遏心肺阳气，不能四布则作热。或逼阳气外出则周身发热，迫阳气上浮则目眩耳聋。医者不知病源，犹用凉药清之，勿怪其久而增剧也。"病家甚韪愚言，遂为开理饮汤（白术四钱、干姜五钱、桂枝二钱、炙甘草二钱、茯苓片二钱、白芍二钱、橘红一钱半、川厚朴一钱半。主治因心肺阳虚，致脾湿不升，胃郁不降，饮食不能运化精微，变为饮邪。编者注）方，服一剂心中热去，数剂后转觉凉甚。遂去芍药，连服二十余剂，胸次豁然，喘不再发。（《医学衷中参西录·干姜解》）

○一人，年四十八。素有喘病，薄受外感即发，每岁反复二三次。医者投以小青龙加石膏汤辄效。一日反复甚剧，大喘昼夜不止。医者投以从前方两剂，分毫无效。延愚诊视，其脉数至六至，兼有沉濡之象。疑其阴虚不能纳气，故气上逆而作喘也。因其脉兼沉濡，不敢用降气之品。遂用熟地黄、生山药、枸杞、玄参大滋真阴之品，大剂煎汤，送服人参小块（人参用块之理详第一卷十全育真汤下）二钱。连服三剂，喘虽见轻，仍不能止。复诊视时，见令人为其捶背，言背常发紧，捶之则稍轻，呼吸亦稍舒畅。此时，其脉已不数，仍然沉濡。因细询此次反复之由，言曾努力搬运重物，当时即觉气分不舒，迟两三日遂发喘。乃恍悟，此证因阴虚不能纳气，故难于吸。因用力太过，大气下陷，故难于呼。其呼吸皆须努力，故呼吸倍形迫促。但用纳气法治之，只治其病因之半，是以其喘亦只愈其半也。遂改用升陷汤（生箭芪六钱、知母三钱、柴胡一钱五分、桔梗一钱五分、升麻一钱。主治胸中大气下陷，气短不足以息，或努力呼吸，有似乎喘；或气息将停，危在顷刻。编者注），方中升麻、柴胡、桔梗，皆不敢用，以桂枝尖三钱代之。又将知母加倍，再加玄参四钱，连服数剂痊愈（《医学衷中参西录·治阴虚劳热方·醴泉饮》也录入本案。编者注）。

按：此证虽大气下陷，而初则实兼不纳气也。升麻、柴胡、桔梗虽能升气，实与不纳气之证有碍，用之恐其证仍反复。惟桂枝性本条达，能引脏腑之真气上行，而又善降逆气。仲景苓桂术甘汤，用之以治短气，取其能升真气也。桂枝加桂汤，用之以治奔豚，取其能降逆气也。且治咳逆上气吐吸（喘也），《本经》原有明文。既善升陷，又善降逆，用于此证之中，固有一无二之良药也。

或问：桂枝一物耳，何以既能升陷又能降逆？答曰：其能升陷者，以其为树之枝，原在上，桂之枝又直上而不下垂，且色赤属火，而性又温也；其能降逆者，以其味辛，且华于秋，得金气而善平肝木，凡逆气之缘肝而上者（逆气上升者多由于肝），桂枝皆能镇之。大抵最良之药，其妙用恒令人不测。拙拟参赭镇气汤后，有单用桂枝治一奇病之案。且详论药性之妙用，可以参观。（《医学衷中参西录·治大气下陷方·升陷汤》）

○一叟年六十有一，频频咳吐痰涎，兼发喘逆。人皆以为痨疾，未有治法。诊其脉甚迟，不足三至，知其寒饮为恙也。投以拙拟理饮汤（白术四钱、干姜五钱、桂枝二钱、炙甘草二钱、茯苓片二钱、白芍二钱、橘红一钱半、川厚朴一钱半。服数剂后，饮虽开通，而气分若不足者，酌加生黄芪数钱。主治因心肺阳虚，致脾湿不升，胃郁不降，饮食不能运化精微，变为饮邪。编者注）加人参、附子各四钱，喘与咳皆见轻而脉之迟仍旧。因思脉象如此，非草木之品所能挽回。俾服生硫黄少许，不觉温暖，则徐徐加多，两月之间，服生硫黄斤余，喘与咳皆愈，脉亦复常。（《医学衷中参西录·杂录·服硫黄法》）

○犹忆岁在乙酉，邻村武生李杏春，年三十余，得外感痰喘证，求为诊治。其人体丰，素有痰饮，偶因感冒风寒，遂致喘促不休，表里俱无大热，而精神不振，略一合目即昏昏如睡，胸膈又似满闷，不能饮食，舌苔白腻，其脉滑而濡，至数如常。投以散风清火利痰之剂，数次无效。继延他医数人诊治，皆无效。迁延日久，势渐危险，复商治于愚。愚谂一老医皮隆伯先生，年近八旬，隐居渤海之滨，为之介绍延至。诊视毕，曰："此易治，小青龙汤证也。"遂开小青龙汤原方，加杏仁三钱，仍用麻黄一钱。一剂喘定。继用苓桂术甘汤加天冬、厚朴，服两剂痊愈。

愚从此知小青龙汤之神妙。自咎看书未到，遂广阅《伤寒论》诸家注疏，至喻嘉言《尚论篇》论小青龙汤处，不觉狂喜起舞，因叹曰："使愚早见此名论，何至不知用小青龙汤也。"从此以后，凡遇外感喘证可治以小青龙汤者，莫不投以小青龙汤。而临证细心品验，知外感痰喘之挟热者，其肺必胀，当仿《金匮》用小青龙汤之加石膏，且必重加生石膏方效。

迨至癸巳，李杏春又患外感痰喘，复求愚为诊治，其证脉大略如前，而较前热盛。投以小青龙汤去麻黄，加杏仁三钱，为其有热又加生石膏一两。服后其喘立止。药力歇后而喘仍如故，连服两剂皆然。此时皮姓老医已没，无人可以质正，愚方竭力筹思，将为变通其方，其岳家沧州为送医至，愚即告退。后经医数人，皆延自远方，服药月余，竟至不起。(《医学衷中参西录·用小青龙汤治外感痰喘之经过及变通之法》)

○ 有毛仙阁者，邑中宿医，与愚最相契，闻愚言医学，莫不确信。闻此方后，旋为邑中卢姓延去。其处为疫气传染，患痰喘者四人已死其三。

卢叟年过六旬，得病两日，其喘甚剧。仙阁投以小青龙汤去麻黄，加杏仁、生石膏，服后喘定。迨药力歇后，似又欲作喘，急将从龙汤（煅龙骨一两、煅牡蛎一两、生杭芍五钱、清半夏四钱、炒苏子四钱、炒牛蒡子三钱。主治外感痰喘，服小青龙汤，病未痊愈，或愈而复发者。编者注）煎服，其病遂愈（本案为他人所治。编者注）。(《医学衷中参西录·用小青龙汤治外感痰喘之经过及变通之法》)

○ 又门人高如璧，曾治一外感痰喘，其脉甚虚，如璧投以小青龙汤，去麻黄，加杏仁，又加野台参五钱、生石膏八钱，一剂而喘定。继用拙拟从龙汤（煅龙骨一两、煅牡蛎一两、生杭芍五钱、清半夏四钱、炒苏子四钱、炒牛蒡子三钱。主治外感痰喘，服小青龙汤，病未痊愈，或愈而复发者，继服此汤。编者注），亦加人参与石膏，病若失。(《医学衷中参西录·用小青龙汤治外感痰喘之经过及变通之法》)

按：如此调方，以治外感之痰喘兼虚者，诚为稳善，较愚之用补药于小青龙汤后者，可谓青出于蓝矣（本案为他人所治。编者注）。(《医学衷中

参西录·治伤寒方·小青龙汤解》)

○ 又有肝气胆火挟冲胃之气上冲作喘，其上冲之极至排挤胸中大气下陷，其喘又顿止，并呼吸全无，须臾忽又作喘，而如斯循环不已者，此乃喘证之至奇者也。

曾治一少妇，因夫妻反目得此证，用桂枝尖四钱，恐其性热，佐以带心寸冬三钱，煎汤服下，即愈。因读《本经》桂枝能升大气兼能降逆气，用之果效如影响。夫以桂枝一物之微，而升陷降逆两擅其功，此诚天之生斯使独也。然非开天辟地之圣神发之，其孰能知之。(《医学衷中参西录·总论喘证治法》)

○ 又长男荫潮治邻庄张马村曲姓叟，年六十余，外感痰喘，十余日不能卧。医者投以小青龙汤两剂，病益加剧（脉有热而不敢多加生石膏者其病必加剧）。荫潮视之，其脉搏一息六至，上焦烦躁，舌上白苔满布，每日大便两三次，然非滑泻。审证论脉，似难挽回，而荫潮仍投以小青龙汤，去麻黄，加杏仁，又加野台参三钱，生龙骨、生牡蛎各五钱，生石膏一两半。一剂病愈强半，又服一剂痊愈（本案为他人所治。编者注）。

按：前案但加补气之药于小青龙汤中，后案并加敛气之药于小青龙汤中，似近于少年鲁莽，而皆能挽回至险之证，亦可为用小青龙汤者多一变通之法矣。特是古今之分量不同，欲将古之分量变为今之分量，诸家之说各异。(《医学衷中参西录·用小青龙汤治外感痰喘之经过及变通之法》)

○ 又长子荫潮，曾治一外感痰喘，喘逆甚剧，脉甚虚数。诸医因喘剧脉虚数，皆辞不治。荫潮投以小青龙汤，去麻黄，加杏仁，又加人参、生石膏各一两，一剂病愈大半。继投以从龙汤（煅龙骨一两、煅牡蛎一两、生杭芍五钱、清半夏四钱、炒苏子四钱、炒牛蒡子三钱。主治外感痰喘，服小青龙汤，病未痊愈，或愈而复发者。编者注），去半夏，加人参、生石

膏，两剂痊愈(本案为他人所治。编者注)。(《医学衷中参西录·治伤寒方·小青龙汤解》)

神　昏

○ 晓秋素羸，为防身计，故喜阅医书。

庚午季秋，偶觉心中发凉，服热药数剂无效，迁延旬日，陡觉凉气上冲脑际，顿失知觉，移时始苏，日三四发，服次延医诊治不愈。乃病不犯时，心犹清白，遂细阅《衷中参西录》，忽见夫子治坐则左边下坠，睡时不敢向左侧之医案，断为肝虚。且谓黄芪与肝木有同气相求之妙用，遂重用生黄芪治愈。乃恍悟吾睡时亦不能左侧，知病源实为肝虚；其若斯之凉者，肝中所寄之相火衰也。爰用生箭芪二两、广条桂五钱，因小便稍有不利，又加椒目五钱。煎服一剂，病大见愈。遂即原方连服数剂痊愈。于以叹夫子断病之确，审药之精，此中当有神助，宜医界推第一人也(本案为他人所治。编者注)。(《医学衷中参西录·仲晓秋来函》)

○ 一妇人年近四旬，素患寒饮，平素喜服干姜、桂枝等药。时当严冬，因在冷屋察点屋中家具为时甚久，忽昏仆于地，舁诸床上，自犹能言，谓适才觉凉气上冲遂至昏仆，今则觉呼吸十分努力气息始通，当速用药救我，言际忽又昏愦，气息几断。时愚正在其村为他家治病，急求为诊视，其脉微细若无，不足四至，询知其素日禀赋及此次得病之由，知其为寒实结胸无疑，取药无及，急用胡椒(辛热之品能开寒结)三钱捣碎，煎两三沸，徐徐灌下，顿觉呼吸顺利，不再昏厥。

遂又为疏方，干姜、生怀山药各六钱，白术、当归各四钱，桂枝尖、半夏、甘草各三钱，厚朴、陈皮各二钱，煎服两剂，病愈十之八九。又即原方略为加减，俾多服数剂，以善其后。

谨案：有以胡椒非开结之品，何以用之而效为问者，曰：此取其至辛之味以救一时之急，且辛热之品能开寒结，仲景通脉四逆汤所以加重干姜也。

又有以腹满用厚朴，胸满用枳实，此两证均系结胸，何以不用枳实而用厚朴为问者，曰：枳实性凉，与寒实结胸不宜；厚朴性温，且能通阳故用也。受业张堃谨注。(《医学衷中参西录·太阳病小陷胸汤证》)

○ 又在本邑治一媪，年五旬，于仲冬之时忽然昏倒不知人，其胸中似有痰涎，大碍呼吸。诊其脉，微细欲无，且甚迟缓。其家人谓其平素常觉心中发凉，咳吐黏涎。知其胸中素有寒饮，又感冬日严寒之气，其寒饮愈凝结阻塞也。急用胡椒三钱捣碎，煎两三沸，取浓汁多半杯灌下，呼吸顿形顺利。

继用干姜六钱，桂枝尖、当归各三钱，连服三剂，可作呻吟，肢体渐能运动，而左手足仍不能动。继治以助气消痰活络之剂，左手足亦渐复旧。此痰瘀能成痿废之明征也。(《医学衷中参西录·论肢体痿废之原因及治法》)

痫　　证

○ 邑韩慈圃医学传家，年四十有四，偶得奇疾。卧则常常发搐，旋发旋止，如发寒战之状，一呼吸之间即愈。即不发搐时，人偶以手抚之，又辄应手而发。自治不效，广求他医治疗皆不效。留连半载，病势浸增。后愚诊视，脉甚弦细。询其饮食甚少，知系心肺脾胃阳分虚惫，不能运化精微，以生气血。血虚不能荣筋，气虚不能充体，故发搐也。必发于卧时者，卧则气不顺也。人抚之而辄发者，气虚则畏人按也。授以理饮汤方（白术四钱、干姜五钱、桂枝二钱、炙甘草二钱、茯苓片二钱、生杭芍二钱、橘红钱半、川厚朴钱半。主治因心肺阳虚，致脾湿不升，胃郁不降，饮食不能运化精微，变为饮邪。编者注）数剂，饮食加多，搐亦见愈。二十剂后，病不再发。(《医学衷中参西录·治痰饮方·理饮汤》)

胃 脘 痛

○ 天津十区宝华里，徐氏妇，年近三旬，得胃脘疼闷证。

[**病因**] 本南方人，久居北方，远怀乡里，归宁不得，常起忧思，因得斯证。

[**证候**] 中焦气化凝郁，饮食停滞艰于下行，时欲呃逆，又苦不能上达，甚则蓄极绵绵作疼。其初病时，惟觉气分不舒，服药治疗三年，病益加剧，且身形亦渐羸弱，呼吸短气，口无津液，时常作渴，大便时常干燥，其脉左右皆弦细，右脉又兼有牢意。

[**诊断**]《内经》谓脾主思，此证乃过思伤脾以致脾不升胃不降也。为其脾气不上升，是以口无津液，呃逆不能上达；为其胃气不降，是以饮食停滞，大便干燥。治之者当调养其脾胃，俾还其脾升胃降之常，则中焦气化舒畅，疼胀自愈，饮食加多而诸病自除矣。

[**处方**] 生怀山药一两、大甘枸杞八钱、生箭芪三钱、生鸡内金（黄色的捣）三钱、生麦芽三钱、玄参三钱、天花粉三钱、天冬三钱、生杭芍二钱、桂枝尖钱半、生姜三钱、大枣（掰开）三枚。

共煎汤一大盅，温服。

[**方解**] 此方以山药、枸杞、黄、姜、枣培养中焦气化，以麦芽升脾（麦芽生用善升），以鸡内金降胃（鸡内金生用善降），以桂枝升脾兼以降胃（气之当升者遇之则升，气之当降者遇之则降），又用玄参、花粉诸药，以调剂姜、桂、黄之温热，则药性归于和平，可以久服无弊。

复诊 将药连服五剂，诸病皆大轻减，而胃疼仍未脱然，右脉仍有牢意。度其疼处当有瘀血凝滞，拟再于升降气化药中加消瘀血之品。

[**处方**] 生怀山药一两、大甘枸杞八钱、生箭芪三钱、玄参三钱、天花粉三钱、生麦芽三钱、生鸡内金（黄色的捣）二钱、生杭芍二钱、桃仁（去皮炒捣）二钱、广三七（轧细）二钱。

药共十味，将前九味煎汤一大盅，送服三七末一半，至煎渣再服时，仍送服其余一半。

[效果] 将药连服四剂，胃中安然不疼，诸病皆愈，身形渐强壮。脉象已如常人，将原方再服数剂以善其后。

或问：药物之性原有一定，善升者不能下降，善降者不能上升，此为一定之理，何以桂枝之性既善上升，又善下降乎？答曰：凡树枝之形状，分鹿角、蟹爪两种，鹿角者属阳，蟹爪者属阴。桂枝原具鹿角形状，且又性温，温为木气，为其得春木之气最厚，是以善升，而其味又甚辣，辣为金味，为其得秋金之味最厚，是以善降。究之其能升兼能降之理，乃天生使独，又非可仅以气味相测之。且愚谓气之当升不升者，遇桂枝则升，气之当降不降者，遇桂枝则降，此虽从实验中得来，实亦读《伤寒》《金匮》而先有会悟。今试取《伤寒》《金匮》凡用桂枝之方，汇通参观，自晓然无疑义矣。(《医学衷中参西录·肠胃病门·胃脘疼闷》)

痞　满

○ 表叔高福亭先生，年过五旬，胃阳不足，又兼肝气郁结，因之饮食减少，时觉满闷，服药半载，毫无效验。适愚远游还里，觌面谈及，俾用大枣六斤，生姜一斤，切片，同在饭甑蒸熟，臼内捣如泥，加桂枝尖细末三两，炒熟麦面斤半，和匀捏成小饼，炉上炙干，随意当点心服之，尽剂而愈。(《医学衷中参西录·大枣解》)

○ 一妇人，年近五旬，常觉短气，饮食减少，屡延医服药，或投以宣通，或投以升散，或投以脾补脾胃兼理气之品，皆分毫无效。浸至饮食日减，羸弱不起，奄奄一息，病家亦以为不治之证。后闻愚在邻村屡救危险之证，延为诊视。其脉弦细欲无，频吐稀涎，心中觉有物阻塞，气不上达，知为寒饮凝结。投以理饮汤（白术四钱、干姜五钱、桂枝二钱、炙甘草二钱、茯苓片二钱、白芍二钱、橘红一钱半、川厚朴一钱半。主治因心肺阳虚，致脾湿不升，胃郁不降，饮食不能运化精微，变为饮邪。编者注），方中干姜改用七钱，连服三剂，胃口开通，又觉呼吸无力，遂于方中加生黄芪三钱，连服十余剂痊愈。（《医学衷中参西录·干姜解》）

结　胸

○ 台湾医士严坤荣来函，言其友避乱山中，五日未得饮食，甫归，恣饮新汲凉水，遂成寒饮结胸，喘嗽甚剧。医治二十余年，吐之、下之、温之，皆分毫无效。乞为疏方，并问《医学衷中参西录》载有服生硫黄法，不知东硫黄亦可服否？因作书以答之曰："详观来案，知此证乃寒饮结胸之甚者。拙著《医学衷中参西录》理饮汤（载三期三卷：白术四钱、干姜五钱、桂枝二钱、炙甘草二钱、茯苓片二钱、白芍二钱、橘红一钱半、川厚朴一钱半。服数剂后，饮虽开通，而气分若不足者，酌加生黄芪数钱。主治因心肺阳虚，致脾湿不升，胃郁不降，饮食不能运化精微，变为饮邪。编者注）原为治此证的方，特药味与分量当稍变更，今拟用生黄芪一两，干姜八钱，於术四钱，桂枝尖、茯苓片、炙甘草各三钱，川朴、陈皮各二钱，煎汤服。方中之义，用黄芪以补胸中大气，大气壮旺，自能运化水饮，仲景所谓"大气一转其气乃散"也。而黄芪生用，同干姜、桂枝又能补助心肺之阳，心肺阳足，如日丽中天，阴霾自开也。更用白术、茯苓以理脾之湿，厚朴、陈皮以通胃之气，气顺温消，痰饮自除。用炙甘草者，取其至甘之味，能调干姜之辣，而干姜得甘草且能逗留其势力，使之绵长，并能和缓其热力使不猛烈也。至东硫黄，择其纯黄无杂质者，亦可生服，特其热力甚微，必一次服至钱许方能有效，若于服汤药之外，兼用之以培下焦之阳，奏效当更捷也。此信去后，两阅月又接其函，言遵方用药，十余剂病即脱然痊愈。（《医学衷中参西录·黄芪解》）

按：此方即《金匮》苓桂术甘汤，加黄芪、干姜、厚朴、陈皮，亦即拙拟之理饮汤（方在三期第三卷）去芍药也。原方之用芍药者，因寒饮之证，有迫其真阳外越，周身作灼，或激其真阳上窜，目眩耳聋者，芍药酸敛苦降之性，能收敛上窜外越之元阳归根也（然必与温补之药同用方有此效）。此病原无此证，故不用白芍。至黄芪在原方中，原以痰饮既开、自觉气不足者加之。兹则开始即重用黄芪者，诚以寒饮固结二十余年，非有黄芪之大力者，不能斡旋诸药以成功也（《医学衷中参西录·答台湾严坤荣代友问痰饮治法》也录入本案。编者注）。

又按：此方大能补助上焦之阳分，而人之元阳，其根柢实在于下，若更兼服生硫黄，以培下焦之阳，则奏效更速。所言东硫黄亦可用，须择其纯黄者方无杂质，惟其热力减少，不如中硫黄耳。其用量，初次可服细末一钱，不觉热则渐渐加多。一日之极量，可至半两，然须分四五次服下。不必与汤药同时服，或先或后均可。（《医学衷中参西录·答台湾严坤荣代友问痰饮治法》）

○一人年近三旬，胸中素多痰饮，平时呼吸其喉间恒有痰声。时当孟春上旬，冒寒外出，受凉太过，急急还家，即卧床上，歇息移时，呼之吃饭不应，视之有似昏睡，呼吸之间痰声辘辘，手摇之使醒，张目不能言，自以手摩胸际，呼吸大有窒碍。延医治之，以为痰厥，概治以痰厥诸方皆无效。及愚视之，抚其四肢冰冷，其脉沉细欲无，因晓其家人曰：此寒实结胸证，非用《伤寒论》白散不可。遂急购巴豆去皮及心，炒黑捣烂，纸裹数层，压去其油（药局中名为巴豆霜，恐药局制不如法，故自制之），秤准一分五厘，开水送下，移时胸中有开通之声，呼吸顿形顺利，可作哼声，进米汤半碗。翌晨又服一剂，大便通下，病大轻减，脉象已起，四肢已温，可以发言，至言从前精神昏愦似无知觉，此时觉胸中似满闷。遂又为开干姜、桂枝尖、人参、厚朴诸药为一方，俾多服数剂以善其后。（《医学衷中参西录·太阳病小陷胸汤证》）

呕　吐

○ 曾治邻村泊北庄张氏妇，年二十余，胃寒作吐，所吐之食分毫不能消化（凡食后半日吐出不消化者皆系胃寒），医治半年无效，虽投以极热之药亦分毫不觉热，脉甚细弱，且又沉迟。知其胃寒过甚，但用草木之品恐难疗治。俾用生硫黄细末一两，分作十二包，先服一包，过两句钟不觉热，再服一包。又为开汤剂干姜、炙甘草各一两，乌附子、广油桂、补骨脂、於术各五钱，厚朴二钱，日煎服一剂。其硫黄当日服至八包，犹不觉热，然自此即不吐食矣。后数日，似又反复，遂于汤剂中加代赭石细末五钱，硫黄仍每日服八包，其吐又止。连服数日，觉微热，俾将硫黄减半，汤剂亦减半，惟赭石改用三钱。又服二十余日，其吐永不反复。

愚生平用硫黄治病，以此证所用之量为最大。至于西药中硫黄三种，其初次制者名升华硫黄，只外用于疮疡，不可内服。用升华硫黄再制之，为精制硫黄，用精制硫黄再制之为沉降硫黄，此二种硫黄可以内服。然欲其热力充足，服之可以补助元阳、温暖下焦，究不若择纯质生硫黄服之之为愈也。（《医学衷中参西录·论痫证治法》）

饮食不化

○ 一少妇因服寒凉开胃之药太过，致胃阳伤损，饮食不化，寒痰瘀于上焦，常常短气，治以苓桂术甘汤加干姜四钱、厚朴二钱，嘱其服后若不觉温暖，可徐徐将干姜加重。后数月见其家人，言干姜加至一两二钱、厚朴加至八钱，病始脱然。问何以并将厚朴加重？谓"初但将干姜加重则服之觉闷，后将厚朴渐加重至八钱始服之不觉闷，而寒痰亦从此开豁矣。"由是观之，元素谓：寒胀之病，于大热药中兼用厚朴，为结者散之之神药，诚不误也。（《医学衷中参西录·厚朴解》）

泄　泻

○一妇人，年四十许。上焦满闷烦躁，思食凉物，而偶食之，则满闷益甚。且又黎明泄泻，日久不愈，满闷益甚，将成臌胀。屡次延医服药，多投以半补半破之剂，或佐以清凉，或佐以收涩，皆分毫无效。后愚诊视，脉象弦细而迟。知系寒饮结胸，阻塞气化。欲投以理饮汤（白术四钱、干姜五钱、桂枝二钱、炙甘草二钱、茯苓片二钱、生杭芍二钱、橘红钱半、川厚朴钱半。主治因心肺阳虚，致脾湿不升，胃郁不降，饮食不能运化精微，变为饮邪。编者注）。病家闻而迟疑，似不敢服。亦俾先煎干姜数钱服之，胸中烦躁顿除。为其黎明泄泻，遂将理饮汤去厚朴、白芍，加生鸡内金钱半、补骨脂三钱，连服十余剂，诸病皆愈（《医学衷中参西录·干姜解》也录入本案。编者注）。（《医学衷中参西录·治痰饮方·理饮汤》）

痢　疾

○乙未春访友赴省，在作新印书局购得贵著《衷中参西录》拥归，因忙碌未暇细阅。

继有汪汉章之内人患血痢十分危险，恶候俱见，医皆束手。后珍诊视，踌躇之间，忽忆《衷中参西录》中有治痢之方，名燮理汤（生山药八钱、金银花五钱、生杭芍六钱、牛蒡子二钱、甘草二钱、黄连钱半、肉桂一钱半。主治下痢服前药未痊愈者。若下痢已数日，亦可迳服此汤。又治噤口痢。编者注）。遂照原方俾煎服。其证顿觉轻减，又服一剂病若失。后照此方治痢，莫不随手奏效，活人甚多。由此知此书诚堪宝贵，深加研究，恍若夜行得灯，拨云见日，洵振古未有之奇编也（本案为他人所治。编者注）。（《医学衷中参西录·田聘卿来函》）

胁　痛

○ 齐斐章，县尹，吉林人，寓天津二区，年五旬，得胁下作疼，兼胃口疼病。

[**病因**] 素有肝气不顺病，继因设买卖赔累，激动肝气，遂致胁下作疼，久之胃口亦疼。

[**证候**] 其初次觉疼恒在申酉时，且不至每日疼，后浸至每日觉疼，又浸至无时不疼。屡次延医服药，过用开破之品伤及脾胃，饮食不能消化，至疼剧时恒连胃中亦疼。其脉左部沉弦微硬，右部则弦而无力，一息近五至。

[**诊断**] 其左脉弦硬而沉者，肝经血虚火盛而肝气又郁结也。其右脉弦而无力者，土为木伤，脾胃失其蠕动健运也。其胁疼之起点在申酉时者，因肝属木申酉属金，木遇金时其气化益遏抑不舒也。《内经》谓："厥阴不治，求之阳明。"夫厥阴为肝，阳明为胃，遵《内经》之微旨以治此证，果能健补脾胃，俾中焦之气化运行无滞，再少佐以理肝之品，则胃疼可愈，而胁下之疼亦即随之而愈矣。

[**处方**] 生怀山药一两、大甘枸杞六钱、玄参五钱、寸麦冬（带心）四钱、於白术三钱、生杭芍三钱、生麦芽三钱、桂枝尖二钱、龙胆草二钱、生鸡内金（黄色的捣）二钱、厚朴钱半、甘草钱半。

共煎汤一大盅，温服。

复诊　将药连服四剂，胃中已不作疼，胁下之疼亦大轻减，且不至每日作疼，即有疼时亦须臾自愈。脉象亦见和缓，遂即原方略为加减俾再服之。

[**处方**] 生怀山药一两、大甘枸杞六钱、玄参四钱、寸麦冬（带心）四钱、於白术三钱、生杭芍三钱、当归三钱、桂枝尖二钱、龙胆草二钱、生鸡内金（黄色的捣）二钱、醋香附钱半、甘草钱半、生姜二钱。

共煎汤一大盅，温服。

　　[**效果**]将药连服五剂，胁下之疼霍然痊愈，肝脉亦和平如常矣。遂停服汤药，俾日用生怀山药细末两许，水调煮作茶汤，调以蔗糖令适口，以之送服生鸡内金细末二分许，以善其后。

　　[**讨论**]或问：人之手足皆有阳明经与厥阴经。《内经》浑言厥阴阳明，而未显指其为足经、手经，何以知其所称者为足厥阴肝、足阳明胃乎？答曰：此有定例，熟读《内经》者自能知之。盖人之足经长、手经短，足经原可以统手经也。是《内经》之论六经，凡不言手经、足经者，皆指足经而言，若所论者为手经则必明言为手某经矣。此不但《内经》为然，即如《伤寒论》以六经分篇，亦未尝指明为手经、足经，而所载诸方大抵皆为足经立法也。

　　或问：理肝之药莫如柴胡，其善舒肝气之郁结也。今治胁疼两方中皆用桂枝而不用柴胡，将毋另有取义？答曰：桂枝与柴胡虽皆善理肝，而其性实有不同之处。如此证之疼肇于胁下，是肝气郁结而不舒畅也，继之因胁疼累及胃中亦疼，是又肝木之横恣而其所能胜也。柴胡能舒肝气之郁，而不能平肝木之横恣，桂枝其气温升（温升为木气），能舒肝气之郁结则胁疼可愈，其味辛辣（辛辣为金味），更能平肝木横恣则胃疼亦可愈也。惟其性偏于温，与肝血虚损有热者不宜，故特加龙胆草以调剂之，俾其性归和平而后用之，有益无损也。不但此也，拙拟两方之要旨，不外升肝降胃，而桂枝之妙用，不但为升肝要药，实又为降胃要药。《金匮》桂枝加桂汤，治肾邪奔豚上干直透中焦，而方中以桂枝为主药，是其能降胃之明征也。再上溯《神农本草经》，谓桂枝主上气咳逆及吐吸（吸不归根即吐出，即后世所谓喘也），是桂枝原善降肺气，然必胃气息息下行，肺气始能下达无碍。细绎经旨，则桂枝降胃之功用，更可借善治上气咳逆吐吸而益显也。盖肝升胃降，原人身气化升降之常，顺人身自然之气化而调养之，则有病者自然无病，此两方之中所以不用柴胡皆用桂枝也。(《医学衷中参西录·肢体疼痛门·胁下疼兼胃口疼》)

黄　疸

○ 曾治一人受感冒，恶寒无汗，周身发黄，以麻黄汤发之，汗出而黄不退。细诊其脉，左部弦而无力，右部濡而无力，知其肝胆之阳不振，而脾胃又虚寒也。盖脾胃属土，土色本黄，脾胃有病，现其本色，是以其病湿热也，可现明亮之黄色，其病湿寒也，亦可现黯淡之黄色。观此所现之黄色，虽似黯淡而不甚黯淡者，因有胆汁妄行在其中也。此盖因肝胆阳分不振，其中气化不能宣通胆汁达于小肠化食，以致胆管闭塞，胆汁遂蓄极妄行，溢于血分而透黄色，其为黄色之根源各异，竟相并以呈其象，是以其发黄似黯淡而非黯淡也。审病既确，遂为拟分治左右之方以治之。

生箭芪六钱，桂枝尖二钱，干姜三钱，厚朴钱半，陈皮钱半，茵陈二钱。

上药六味，共煎汤一大盅，温服。

方中之义，用黄芪以助肝胆之阳气，佐以桂枝之辛温，更有开通之力也。用干姜以除脾胃之湿寒，辅以厚朴能使其热力下达。更辅以陈皮，能使其热力旁行，其热力能布濩（散布，遍布。编者注）充周，脾胃之寒湿自除也。用茵陈者，为其具有升发之性，实能开启胆管之闭塞，且其性能利湿，更与姜、桂同用，虽云苦寒而亦不觉其苦寒也。况肝胆中寄有相火，肝胆虽凉，相火之寄者仍在，相火原为龙雷之火，不可纯投以辛热之剂以触发之，少加茵陈，实兼有热因寒用之义也。(《医学衷中参西录·阳明病茵陈蒿汤栀子柏皮汤麻黄连翘赤小豆汤诸发黄证》)

○ 王级三，奉天陆军连长，年三十二岁，于季秋得黄疸证。

[病因] 出外行军，夜宿帐中，勤苦兼受寒凉，如此月余，遂得黄疸证。

[证候] 周身黄色甚暗似兼灰色，饮食减少，肢体酸懒无力，大便一日恒两次似完谷不化，脉象沉细，左部更沉细欲无。

[诊断] 此脾胃肝胆两伤之病也，为勤苦寒凉过度，以致伤其脾胃，是以饮食减少完谷不化；伤其肝胆，是以胆汁凝结于胆管之中，不能输肠以化食，转由胆囊渗出，随血流行于周身而发黄。此宜用《金匮》硝石矾石散以化其胆管之凝结，而以健脾胃补肝胆之药煎汤送服。

[处方] 用硝石矾石散所制丸药，每服二钱，一日服两次，用后汤药送服。

[汤药] 生箭芪六钱、白术（炒）四钱、桂枝尖三钱、生鸡内金（黄色的捣）二钱、甘草二钱。

共煎汤一大盅，送服丸药一次，至第二次服丸药时，仍煎此汤药之渣送之。

复诊 将药连服五剂，饮食增加，消化亦颇佳良，体力稍振，周身黄退弱半，脉象亦大有起色。俾仍服丸药一次服一钱五分，日两次，所送服之汤药宜略有加减。

[汤药] 生箭芪六钱、白术（炒）三钱、当归三钱、生麦芽三钱、生鸡内金（黄色的捣）二钱、甘草二钱。

共煎汤一大盅，送服丸药一次。至第二次服丸药时，仍煎此汤药之渣送服。

[效果] 将药连服六剂，周身之黄已退十分之七，身形亦渐强壮，脉象已复其常。俾将丸药减去一次，将汤药中去白术加生怀山药五钱，再服数剂以善其后。(《医学衷中参西录·黄疸门·黄疸》)

积　聚

○ 一少女，年十五。脐下左边起一癥瘕，沉沉下坠作疼，上连腰际，亦下坠作疼楚，时发呻吟。剧时，常觉小便不通，而非不通也。诊其脉，细小而沉。询其得病之由，言因小便不利，便时努力过甚，其初腰际坠疼，后遂结此癥瘕。其方结时，揉之犹软，今已五阅月，其患处愈坚结。每日晚四点钟，疼即增重，至早四点钟，又渐觉轻。愚闻此病因，再以脉象参之，知其小便时努力过甚，上焦之气陷至下焦而郁结也。遂治以理郁升陷汤（生黄芪六钱、知母三钱、当归身三钱、桂枝尖一钱半、柴胡钱半、乳香不去油三钱、没药不去油三钱。主治胸中大气下陷，又兼气分郁结，经络湮淤者。编者注），方中乳香、没药皆改用四钱，又加丹参三钱、升麻钱半，二剂而坠与疼皆愈。遂去升麻，用药汁送服朱血竭末钱许，连服数剂，癥瘕亦消。(《医学衷中参西录·治大气下陷方·理郁升陷汤》)

○ 或问：龙骨、牡蛎为收涩之品，兼胁下胀疼者，何以加此二药？答曰：胁为肝之部位，胁下胀疼者，肝气之横恣也，原当用泻肝之药，又恐与大气下陷者不宜。用龙骨、牡蛎，以敛戢肝火，肝气自不至横恣，此敛之即以泻之，古人治肝之妙术也。且黄芪有膨胀之力，胀疼者原不宜用，有龙骨、牡蛎之收敛，以缩其膨胀之力，可放胆用之无碍，此又从体验而知道也。尝治一少妇，经水两月不见，寒热往来，胁下作疼，脉甚微弱而数至六至。询之常常短气，投以理郁升陷汤，加龙骨、牡蛎各五钱，为脉数又加玄参、生地、白芍各数钱，连服四剂。觉胁下开通，瘀血下行，色紫黑，自此经水调顺，诸病皆愈。盖龙骨、牡蛎性虽收涩，而实有开通之力，《本经》谓龙骨消癥瘕，而又有牡蛎之咸能软坚者以辅之，所以有此捷效也。(《医学衷中参西录·治大气下陷方·理郁升陷汤》)

臌　胀

○ 吴鞠通……又治臌胀，无汗，脉象沉弦而细。投以《金匮》麻黄附子甘草汤行太阳之阳，即以泻厥阴之阴。麻黄去节，重用二两，熟附子两六钱，炙甘草二钱，煎汤五饭碗。先服半碗得汗至眉；二次汗至眼；约每次其汗下出寸许。每次服药后，即啜鲤鱼热汤以助其汗。一昼夜饮完药二剂，鲤鱼汤饮一锅，汗出至膝上，未能过膝。脐以上肿尽消，其腹仍大，小便不利。改用五苓散。初服不效，将方中肉桂改用新鲜紫油安边青花桂四钱，又加辽人参三钱，服后小便大通，腹胀遂消（本案为他人所治。编者注）。(《医学衷中参西录·论用药以胜病为主不拘分量之多少》)

中　风

○ 曾治一媪，年五十许，于仲冬忽然中风昏倒，呼之不应，其胸中似有痰涎壅滞，大碍呼吸。诊其脉，微细欲无，且迟缓，知其素有寒饮，陡然风寒袭入，与寒饮凝结为恙也。急用胡椒三钱捣碎，煎两三沸，取浓汁多半茶杯灌之，呼吸顿觉顺利。

继用干姜六钱，桂枝尖、当归各三钱，连服三剂，可作呻吟，肢体渐能运动，而左手足仍不能动。又将干姜减半，加生黄芪五钱，乳香、没药各三钱，连服十余剂，言语行动遂复其常。

若其人元气不虚，而偶为邪风所中，可去人参，加蜈蚣一条、全蝎一钱。若其证甚实，而闭塞太甚者，或二便不通，或脉象郁涩，可加生大黄数钱，内通外散，仿防风通圣散之意可也。(《医学衷中参西录·治内外中风方·搜风汤》)

○ 大樊庄顾子安，患肢体痿废，时当溽暑，遍延中西医诊治无效。锡光用《衷中参西录》加味黄芪五物汤（生箭芪一两、於术五钱、当归五钱、桂枝尖三钱、秦艽三钱、广陈皮三钱、生杭芍五钱、生姜五片。主治历节风证，周身关节皆疼，或但四肢作疼，足不能行步，手不能持物。编者注）治之，连服数剂痊愈（本案为他人所治。编者注）。(《医学衷中参西录·王锡光来函》)

颤　证

○ 又族侄妇，年二十余，素性谨言，情志抑郁。因气分不舒，致四肢痉挛颤动，呼吸短促，胸中胀闷，约一昼夜。先延针科医治，云是鸡爪风，为刺囟门及十指尖，稍愈，旋即复作如故。其脉左部弦细，右部似有似无，一分钟数至百至。其两肩抬动，气逆作喘。询知其素不健壮，廉于饮食。盖肝属木而主筋，肝郁不舒则筋挛；肝郁恒侮其所胜，故脾土受伤而食少。

遂为开《衷中参西录》培脾舒肝汤（於术三钱、生黄芪三钱、陈皮二钱、川厚朴二钱、桂枝尖钱半、柴胡钱半、生麦冬二钱、生杭芍四钱、生姜二钱。主治因肝气不舒、木郁克土，致脾胃之气不能升降，胸中满闷，常常短气。编者注）。为有逆气上干，又加生赭石细末五钱。嘱服二剂，痉挛即愈，气息亦平。遂去赭石，照原方又服数剂，以善其后（本案为他人所治。编者注）。（《医学衷中参西录·相臣哲嗣毅武来函》）

肝阳不振

○ 曾治有饮食不能消化，服健脾暖胃之药百剂不效。诊其左关太弱，知系肝阳不振，投以黄芪（其性温升，肝木之性亦温升，有同气相求之义，故为补肝之主药）一两，桂枝尖三钱，数剂而愈。（《医学衷中参西录·论肝病治法》）

水　肿

○ 一叟年近六旬，得水肿证。小便不利，周身皆肿，其脉甚沉细，自言家有庙气，下焦常觉寒凉。愚曰：欲去下焦之寒，非服硫黄不可。且其性善利水，施之火不胜水而成水肿者尤为对证。为开苓桂术甘汤加野台参三钱、威灵仙一钱，一日煎透再服，皆送服生硫黄末二分。

十日后，小便大利，肿消三分之二。下焦仍觉寒凉，遂停汤药单服硫黄试验，渐渐加多，一月共服生硫黄四两，周身肿尽消，下焦亦觉温暖（张锡纯在本案前阐发说：尝观葛稚川《肘后方》，首载扁鹊玉壶丹，系硫黄一味九转而成。治一切阳分衰惫之病。而其转法所需之物颇难备具，今人鲜有服者。

愚临证实验以来，觉服制好之熟硫黄，犹不若径服生者其效更捷，盖硫黄制熟则力减，少服无效，多服又有燥渴之弊，服生硫黄少许，即有效而又无他弊也。十余年间，用生硫黄治愈沉寒锢冷之病不胜计。盖硫黄原无毒，其毒也即其热也，使少服不令觉热，即于人分毫无损，故不用制熟即可服，更可常服也。且自古论硫黄者，莫不谓其功胜桂、附，惟径用生者系愚之创见，而实由自家徐徐尝验，确知其功效甚奇，又甚稳妥，然后敢以之治病。今邑中日服生硫黄者数百人，莫不饮食加多，身体强壮，皆愚为之引导也。编者注)。(《医学衷中参西录·杂录·服硫黄法》)

白　浊

○ 东海渔者，年三十余，得骗白证甚剧。旬日之间，大见衰惫，惧甚，远来求方。其脉左右皆弦，而左部弦而兼长。夫弦长者，肝木之盛也。木与风为同类，人之脏腑，无论何处受风，其风皆与肝木相应。《内经》阴阳应象论所谓"风气通于肝"者是也。脉之现象如此，肝因风助，倍形其盛，而失其和也。况病患自言因房事后小便当风，从此外肾微肿，遂有此证，尤为风之明征乎。盖房事后，肾脏经络虚而不闭，风气乘虚袭入，鼓动肾脏不能蛰藏(《内经》谓肾主蛰藏)，而为肾行气之肝木，又与风相应，以助其鼓动，而大其疏泄(《内经》谓肝主疏泄)，故其病若是之剧也。为拟此汤(舒和汤：桂枝尖四钱、生黄芪三钱、续断三钱、桑寄生三钱、知母三钱。主治小便遗精白浊，因受风寒者，其脉弦而长，左脉尤甚。服此汤数剂后病未痊愈者，去桂枝，加生龙骨、牡蛎各六钱。编者注)，使脉之弦长者变为舒和。服之一剂见轻，数剂后遂痊愈。以后凡遇此等症，其脉象与此同者，投以此汤无不辄效。(《医学衷中参西录·治淋浊方》)

○ 李克明，天津东门里宝林书庄理事，年二十六岁，得小便白浊证。

[病因] 其家在盐山，距天津二百余里，于季秋乘载货大车还家，

中途遇雨，衣吸尽湿，夜宿店中，又披衣至庭中小便，为寒风所袭，遂得白浊之证。

[**证候**] 尿道中恒发刺痒，每小便完时有类精髓流出数滴。今已三阅月，屡次服药无效，颇觉身体衰弱，精神短少，其脉左部弦硬，右部微浮重按无力。

[**诊断**]《内经》谓肾主蛰藏，肝主疏泄，又谓风气通于肝，又谓肝行肾之气。此证因风寒内袭入肝，肝得风助，其疏泄之力愈大，故当小便时，肝为肾行气过于疏泄，遂致肾脏失其蛰藏之用，尿出而精亦随之出矣。其左脉弦硬者，肝脉挟风之象，其右脉浮而无力者，因病久而气血虚弱也。其尿道恒发刺痒者，尤显为风袭之明征也。此宜散其肝风，固其肾气，而更辅以培补气血之品。

[**处方**] 生箭芪五钱、净萸肉五钱、生怀山药五钱、生龙骨（捣碎）五钱、生牡蛎（捣碎）五钱、生杭芍四钱、桂枝尖三钱、生怀地黄三钱、甘草钱半。

共煎汤一大盅，温服。

[**方解**] 方中以黄芪为主者，因《神农本草经》原谓黄芪主大风，是以风之入脏者，黄芪能逐之外出，且其性善补气，气盛自无滑脱之病也。桂枝亦逐风要药，因其性善平肝，故尤善逐肝家之风，与黄相助为理则逐风之力愈大也。用萸肉、龙骨、牡蛎者，以其皆为收敛之品，又皆善收敛正气而不敛邪气，能助肾脏之蛰藏而无碍肝风之消散，拙著药物讲议中论之详矣。用山药者，以其能固摄下焦气化，与萸肉同为肾气丸中要品，自能保合肾气不使虚泻也。用芍药、地黄者，欲以调剂黄芪、桂枝之热，而芍药又善平肝，地黄又善补肾，古方肾气丸以干地黄为主药，即今之生地黄也。用甘草者，取其能缓肝之急，即能缓其过于疏泄之力也。

[**效果**] 将药连服三剂，病即痊愈，因即原方去桂枝以熟地易生地，俾再服数剂以善其后。(《医学衷中参西录·大小便病门·小便白浊》)

癃　闭

○ 石玉和，辽宁省公署护兵，年三十二岁，于仲冬得小便不通证。

[病因] 晚饭之后，食梨一颗，至夜站岗又受寒过甚，遂致小便不通。

[证候] 病初得时，先入西医院治疗。西医治以引溺管小便通出，有顷小便复存蓄若干，西医又纳以橡皮引溺管，使久在其中有尿即通出。乃初虽稍利，继则小便仍不出，遂求为延医。其脉弦细沉微，不足四至，自言下焦疼甚且凉甚，知其小便因受寒而凝滞也，斯当以温热之药通之。

[处方] 野党参五钱、椒目（炒捣）五钱、怀牛膝五钱、乌附子三钱、广肉桂三钱、当归三钱、干姜二钱、小茴香二钱、生明没药二钱、威灵仙二钱、甘草二钱。

共煎一大盅，温服。

[方解] 方中之义，人参、灵仙并用，可治气虚小便不通。椒目与桂、附、干姜并用，可治因寒小便不通。又佐以当归、牛膝、茴香、没药、甘草诸药，或润而滑之，或引而下之，或辛香以透窍，或温通以开瘀，或和中以止疼，众药相济为功，自当随手奏效也。

[效果] 将药煎服一剂，小便通下，服至三剂，腹疼觉凉痊愈，脉已复常。俾停服汤药，日用生硫黄钱许研细，分作两次服，以善其后。

[说明] 诸家本草，皆谓硫黄之性能使大便润小便长，用于此证，其暖而能通之性适与此证相宜也 [《医学衷中参西录·论水臓气臓治法》中也录有本案，此与前案均系小便不通，而病因之凉热判若天渊，治之者能勿因证疏方哉。又有因胞系了戾，致小便不通者。其证偶因呕吐咳逆，或侧卧欠伸，仍可通少许，俗名为转胞病。孕妇与产后及自高坠下者，间有此病。拙拟有升麻芪汤（系生箭芪五钱，当归四钱，升麻三钱，柴胡二钱），曾用之治愈数人，此升提胞系而使之转正也。《医学衷中参西录·《伤寒论》少阴篇桃花汤是治少阴寒痢非治少阴热痢

解》中也录有本案。观此二案，知桃花汤所主之下利脓血、小便不利皆为寒证，非热证也明矣。编者注]。(《医学衷中参西录·大小便病门·小便因寒闭塞》)

小便不禁

○陈禹廷，天津东四里沽人，年三十五岁，在天津业商，于孟冬得大气下陷兼小便不禁证。

[**病因**] 禀赋素弱，恒觉呼吸之气不能上达，屡次来社求诊，投以拙拟升陷汤(生黄芪六钱、知母三钱、柴胡一钱五分、桔梗一钱五分、升麻一钱；主治胸中大气下陷，气短不足以息。编者注)，即愈。后以出外劳碌过度，又兼受凉，陡然反复甚剧，不但大气下陷，且又小便不禁。

[**证候**] 自觉胸中之气息息下坠，努力呼之犹难上达，其下坠之气行至少腹，小便即不能禁，且觉下焦凉甚，肢体无力，其脉左右皆沉濡，而右部寸关之沉濡尤甚。

[**诊断**] 此胸中大气下陷之剧者也。此证因大气虚陷，心血之循环无力，是以脉象沉濡而迟，肺气之呼吸将停，是以努力呼气外出而犹难上达。不但此也，大气虽在膈上，实能斡旋全身统摄三焦，今因下陷而失位无权，是以全身失其斡旋，肢体遂酸软无力，三焦失其统摄，小便遂泄泻不禁。其下焦凉甚者，外受之寒凉随大气下陷至下焦也。此证之危已至极点，当用重剂升举其下陷之大气，使复本位，更兼用温暖下焦之药，祛其寒凉庶能治愈。

[**处方**] 野台参五钱、乌附子四钱、生怀山药一两。

煎汤一盅温服，此为第一方。

[**又方**] 生箭芪一两、生怀山药一两、白术(炒)四钱、净萸肉四钱、萆薢二钱、升麻钱半、柴胡钱半。

共煎药一大盅，温服。此为第二方。先服第一方，后迟一点半钟即服第二方。

[效果] 将药如法各服两剂，下焦之凉与小便之不禁皆愈，惟呼吸犹觉气分不足，肢体虽不酸软，仍觉无力。遂但用第二方，将方中柴胡减去，加桂枝尖钱半，连服数剂，气息已顺。又将方中升麻、桂枝，皆改用一钱，服至五剂，身体健康如常，遂停药勿服。

[讨论] 或问：此二方前后相继服之，中间原为时无多，何妨将二方并为一方？答曰：凡欲温暖下焦之药，宜速其下行，不可用升药提之。若将二方并为一方，附子与升、柴并用，其上焦必生烦躁，而下焦之寒凉转不能去。惟先服第一方，附子得人参之助，其热力之敷布最速，是以为时虽无多，下焦之寒凉已化其强半；且参、附与山药并用，大能保合下焦之气化，小便之不禁者亦可因之收摄，此时下焦受参、附、山药之培养，已有一阳来复，徐徐上升之机。已陷之大气虽不能因之上升，实已有上升之根基。遂继服第二方，黄芪与升、柴并用，升提之力甚大，借之以升提下陷之大气，如人欲登高山则或推之，或挽之，纵肢体软弱，亦不难登峰造极也。且此一点余钟，附子之热力已融化于下焦，虽遇升、柴之升提，必不至上升作烦躁，审斯则二方不可相并之理由，及二方前后继服之利益不昭然乎。

或问：萆薢之性，《别录》谓其治失溺，是能缩小便也；甄权谓其治肾间膀胱宿水，是能利小便也，今用于第二方中，欲借之以治小便不禁明矣，是则《别录》之说可从，甄权之说不可从欤？答曰：二书论萆薢之性相反，而愚从《别录》不从甄权者，原从实验中来也。曾治以小便不通证，其人因淋疼，医者投以萆薢分清饮两剂，小便遂滴沥不通。后至旬月，迎愚为诊视。既至已舁诸床奄奄一息，毫无知觉，脉细如丝，一息九至。愚谓病家曰：此证小便不通，今夜犹可无碍，若小便通下则危在目前矣。病家再三恳求，谓小便通下纵有危险，断不敢怨先生。愚不得已为开大滋真阴之方，而少以利小便之药佐之。将药灌下，须臾小便通下，其人遂脱，果如所料。由此深知，萆薢果能缩小便，断不能通小便也；然此药在药房中，恒以土茯苓伪充。土茯苓固利小便者也，若恐此药无真者，则方中不用此药亦可。再者，凡药方之名美而药劣者，医多受其误，萆薢分清饮是也。其方不但萆薢能缩小便，即益智之涩、乌药之温亦皆与小便不利。尝见有以治水肿，而水肿反加剧者；以之治淋病，而淋病益增疼者，如此等方宜严加屏斥，勿使再见于方书，亦扫除医学障碍之一端也。(《医学衷中参西录·气病门·大气下陷兼小便不禁》)

血　证

○ 第五十四节云："伤寒不大便六七日，头痛有热者，与承气汤。小便清者，知不在里，仍在表也，当须发汗，若头痛者必衄，宜以桂枝汤。"

按：此谓用桂枝汤，于未衄之前，即可以不衄也。

○ 徐灵胎曰："外感风热，药中误用桂枝，即可吐血衄血。"此诚确当之论。

曾治一媪，年近六旬，感冒风寒，投以发表之剂，中有桂枝，一服而愈（本案为他人所治。编者注）。后数月又得感冒证，兼有心中积热，自服原方，竟至吐血。由斯观之，此证既血热，有将衄之势，桂枝汤亦似难用，纵有表证宜解，拟用麻黄汤，去桂枝，加知母、芍药，方为稳妥。(《医学衷中参西录·治伤寒方·小青龙汤解》)

○ 奉天警务处长王连波夫人，年三十许，咳嗽痰中带血，剧时更大口吐血，常觉心中发热，其脉一分钟九十至，按之不实，投以滋阴宁嗽降火之药不效。因思此证若用药专止其嗽，嗽愈其吐血亦当愈。遂用川贝两许，煎取清汤四茶杯，调入生山药细末一两，煮作稀粥，俾于一日之间连进二剂，其嗽顿止，血遂不吐。

数日后，证又反复，自言夜间睡时常作恼怒之梦，怒极或梦中哭泣，醒后必然吐血。据所云云，其肝气必然郁遏，遂改用舒肝泻肝之品，而以养肝镇肝之药辅之，数剂病稍轻减，而犹间作恼怒之梦，梦后仍复吐血。再四踌躇，恍悟平肝之药以肉桂为最要，因肝属木，木得桂则枯也，而单用之则失于热；降胃止血之药以大黄为最要，胃气不上逆，血即不逆行也，而单用之又失于寒。若二药并用，则寒热相济，性归和平，降胃平肝，兼顾无遗。况俗传原有用此二药为散治吐衄者，用于此证，当有捷效，若再以重坠之药辅之，则力专下行，其效当更捷也。遂用大黄、肉桂细末各一钱和匀，更用生赭石细末六钱，煎汤送下，吐血顿愈，恼怒之梦亦无矣，即此观之，肉桂真善于平肝哉（《医学衷中参西录·论吐血衄血之原因及治法》也录入本案。编者注）。（《医学衷中参西录·肉桂解》）

○ 济南金姓，寓奉天大西关月窗胡同，得吐血证甚剧，屡次服药无效。其人正当壮年，身体亦强壮，脉象有力，遂用大黄末二钱，肉桂末一钱，又将赭石细末六钱，和于大黄、肉桂末中，分三次用开水送服，病顿愈。

后其方屡试皆效，遂将其方载于三期二卷，名秘红丹，并附有治验之案可参观（《医学衷中参西录·论吐血衄血之原因及治法》中也录入本案。编者注）。（《医学衷中参西录·肉桂解》）

○ 一妇人，年近三旬……数日后，觉血气上潮，肺复作痒而嗽，因此又复吐血。自言夜间睡时，常作生气恼怒之梦，怒极或梦中哭泣，醒后必然吐血。据所云云，其肝气必然郁遏，遂改用舒肝（连翘、薄荷不可多用）、泻肝（龙胆、楝子）之品，而以养肝（柏子仁、生阿胶）、镇肝（生龙骨、生牡蛎）之药辅之，数剂病稍轻减。而犹间作恼怒之梦，梦后仍复吐血。欲辞不治，病家又信服难却，再四踌躇，恍悟平肝之药，以桂为最要，肝属木，木得桂则枯也（以桂作钉，钉树其树立枯），而单用之则失于热；降胃止血之药，以大黄为最要（观《金匮》治吐衄有泻心汤重用大黄可知），胃气不上逆，血即不逆行也，而单用之又失于寒。若二药并用，则寒热相济，性归和平，降胃平肝，兼顾无遗。况俗传方，原有用此二药为散，治吐血者（详后化瘀理血汤下），用于此证当有捷效，而再以重坠之药辅之，则力专下行，其效当更捷也。

遂用大黄、肉桂细末各用钱半，更用生赭石细末煎汤送下，吐血顿愈，恼怒之梦，亦从此不作。后又遇吐血者数人，投以此方，皆随手奏效。至其人身体壮实而暴得吐血者，又少变通其方，大黄、肉桂细末各用钱半，将生赭石细末六钱与之和匀，分三次服，白开水送下，约点半钟服一次（生赭石可以研末服之）。

按：肉桂味辣而兼甜，以甜胜于辣者为佳，辣胜于甘者次之。然约皆从生旺树上取下之皮，故均含有油性，皆可入药，至其薄厚不必计也，若其味不但不甚甜，且不甚辣，又兼甚干枯者，是系枯树之皮，不可用也。（《医学衷中参西录·治吐衄方·秘红丹》）

○ 一人，年四十七，素患吐血。医者谓其虚弱，俾服补药，连服十余剂，觉胸中发紧，而血溢不止。后有人语以治吐血便方，大黄、肉桂各五分轧细，开水送服，一剂血止。然因从前误服补药，胸中常觉不舒，饮食减少，四肢酸懒无力。愚诊之，脉似沉牢，知其膈上瘀血为患也。俾用鸦胆子五十粒去皮，糖水送服，日两次，数日而愈。（《医学衷中参西录·治吐衄方·化瘀理膈丹》）

○ 不惟吐衄之证有因寒者，即便血之证亦有因寒者，特其证皆不多见耳。

邻村高边务高某，年四十余，小便下血久不愈，其脉微细而迟，身体虚弱，恶寒，饮食减少。知其脾胃虚寒，中气下陷，黄坤载所谓"血之亡于便溺者，太阴不升也"。为疏方，干姜、於术各四钱，生山药、熟地黄各六钱，乌附子、炙甘草各三钱。煎服一剂血即见少，连服十余剂痊愈。此方中不用肉桂者，恐其动血分也。（《医学衷中参西录·论治吐血、衄血证间有因寒者》）

痰 饮

○ 曾有一少妇，上焦烦热，不能饮食，频频咳吐，皆系稀涎，脉象弦细无力。知系脾胃湿寒，不能运化饮食下行，致成留饮为恙也。询其得病之初，言偶因咳嗽懒食，延本处名医投以瓜蒌、贝母、麦冬之类，旋愈旋即反复，服药月余竟至如此。遂为开苓桂术甘汤，加干姜、半夏，且细为剖析用药之意。及愚旋里，其药竟不敢服，复请前医治之，月余而亡。

夫世之所谓名医者，其用药大抵如此，何不读黄氏之论，而反躬自省也哉！（《医学衷中参西录·治吐衄方·寒降汤》）

○ 一妇人，年三十许。身形素丰。胸中痰涎郁结，若碍饮食，上焦时觉烦热。偶服礞石滚痰丸有效，遂日日服之。初则饮食加多，继则饮食渐减，后则一日不服，即不能进饮食。又久服之，竟分毫无效，日仅一餐，进食少许，犹不能消化。且时觉热气上腾，耳鸣欲聋，始疑药不对证。求愚延医，其脉象浮大，按之甚软。愚曰："此证心肺阳虚，脾胃气弱，为服苦寒攻泻之药太过，故病证脉象如斯也。"拟治以理饮汤（白术四钱、干姜五钱、桂枝二钱、炙甘草二钱、茯苓片二钱、生杭芍二钱、橘红钱半、川厚朴钱半。主治因心肺阳虚，致脾湿不升，胃郁不降，饮食不能运化精微，变为饮邪。编者注）。病家谓，从前医者，少用桂附，即不能容受，恐难再用热药。愚曰："桂附原非正治心肺脾胃之药，况又些些用之，病重药轻，宜其不受。若拙拟理饮汤，与此证针芥相投，服之必无他变。若畏此药，不敢轻服，单用干姜五钱试服亦可。"病家根据愚言，煎服干姜后，耳鸣即止，须臾觉胸次开通。继投以理饮汤，服数剂，心中亦觉凉甚。将干姜改用一两，又服二十余剂，病遂除根。（《医学衷中参西录·治痰饮方·理饮汤》）

消　渴

○ 曾治一室女得此证（指消渴。编者注），用八味丸（指金匮肾气丸。编者注）变作汤剂，按后世法，地黄用熟地、桂用肉桂，丸中用几两者改用几钱，惟茯苓、泽泻各用一钱，两剂而愈。

故消渴之证，恒有因脾胃湿寒、真火衰微者，此肾气丸所以用桂、附，而后世治消渴，亦有用干姜、白术者。(《医学衷中参西录·治消渴方·玉液汤》)

○ 尝治一少年，咽喉常常发干，饮水连连，不能解渴。诊其脉微弱迟濡。投以四君子汤，加干姜、桂枝尖，一剂而渴止矣。(《医学衷中参西录·治消渴方·玉液汤》)

○ 后又治一少妇得此证（指消渴。编者注），投以原方（指金匮肾气丸。编者注）不效，改遵古法，地黄用干地黄（即今生地），桂用桂枝，分量一如前方，四剂而愈。此中有宜古宜今之不同者，因其证之凉热，与其资禀之虚实不同耳。(《医学衷中参西录·治消渴方·玉液汤》)

汗　证

○ 又绍文之族弟妇，年三十二，偶得外感，迓者与以麻黄汤，出大汗二次，竟身软无力，胸满气短，寒热如疟，间日一发，非大汗一身，热不能解，解后汗仍不止。有本庄医者投以截疟七宝饮，寒热更甚。诊其脉，浮大无力，沉部紧涩。谓病家曰："此非疟疾。脉浮大无力者，大汗亡阳也。沉部紧涩者，血寒凝滞也。"病人云："曩以产后受寒，致少腹作疼，已二年矣。"答曰："亡阳急证，宜先回其阳。瘀血证从缓，从末治之可也。"为开生黄芪八钱，野台参五钱，知母、附子、於术各三钱，肉桂、甘草各二钱。服二剂，而寒热不发，汗止思食。逾三日，又为开理冲汤（生黄芪三钱、党参二钱、於术二钱、生山药五钱、天花粉四钱、知母四钱、三棱三钱、莪术三钱、生鸡内金三钱。主治闭经、癥瘕、气郁、脾弱、满闷、痞胀、不能饮食。编者注），知母减半，加附子二钱，生水蛭三钱。进七八剂，瘀血行而愈，今生一女矣（本案为他人所治。编者注）。（《医学衷中参西录·董寿山来函》）

虚　损

○ 天津东门里东箭道，宋氏妇，年四旬，于仲夏得大气下陷周身发冷证。

[病因] 禀赋素弱，居恒自觉气分不足，偶因努力搬运重物，遂觉呼吸短气，周身发冷。

[证候] 呼吸之间，恒觉气息不能上达，时当暑热，着夹衣犹觉寒凉，头午病稍轻，午后则渐剧，必努力始能呼吸，外被大氅犹或寒战，饮食少许，犹不消化。其脉关前沉细欲无，关后差胜亦在沉分，一息不足四至。

[诊断] 此上焦心肺之阳虚损，又兼胸中大气下陷也。为其心肺阳虚，是以周身恶寒而饮食不化，为其胸中大气下陷，是以呼吸短气，头午气化上升之时是以病轻，过午气化下降之时所以增剧也。拟治以回阳升陷汤（生黄芪六钱、知母三钱、柴胡一钱五分、桔梗一钱五分、升麻一钱；主治胸中大气下陷，气短不足以息。编者注）加党参之大力者以补助之。

[处方] 生箭芪八钱、野台党参四钱、干姜四钱、当归身四钱、桂枝尖三钱、甘草二钱。

共煎汤一大盅，温服。

[效果] 将药连服三剂，气息已顺，而兼有短气之时，周身已不发冷，惟晚间睡时仍须厚覆，饮食能消化，脉象亦大有起色。遂即原方去党参，将干姜、桂枝皆改用二钱，又加生怀山药八钱，俾再服数剂，以善其后。

[说明] 心为君火，全身热力之司命，肺与心同居膈上，一系相连，血脉之循环又息息相通，是以与心相助为理，同主上焦之阳气。然此气虽在上焦，实如日丽中天，照临下土，是以其热力透至中焦，胃中之饮食因之熟腐，更透至下焦，命门之相火因之生旺，内温脏腑，外暖周身，实赖此阳气为布护宣通也。特是，心与肺皆在胸中大气包举之中，其布护宣通之原动力，实又赖于大气。此证心肺之阳本虚，向赖大气为之保护，故犹可支持，迨大气陷而失其保护，遂致虚寒之象顿呈。此方以升补胸中大气为主，以培养心肺之阳为辅，病药针芥相投，是以服之辄能奏效也。（《医学衷中参西录·气病门·大气下陷身冷》）

○ 一妇人，年近五旬，常觉短气，饮食减少。屡次延医服药，或投以宣通，或投以升散，或投以健补脾胃，兼理气之品，皆分毫无效。浸至饮食日减，羸弱不起，奄奄一息，病家亦以为不治之证矣。后闻愚在其邻村，屡救危险之证，复延愚诊视。其脉弦细欲无，频吐稀涎。询其心中，言觉有物阻塞胃口，气不上达，知其为寒饮凝结也。遂投以理饮汤（白术四钱、干姜五钱、桂枝二钱、炙甘草二钱、茯苓片二钱、生杭芍二钱、橘红钱半、川厚朴钱半。主治因心肺阳虚，致脾湿不升，胃郁不降，饮食不能运化精微，变为饮邪。编者注），方中干姜改用七钱，连服三剂，胃口开通。又觉呼吸无力，遂于方中加生黄芪三钱，连服十余剂，病痊愈。方书谓，饮为水之所结，痰为火之所凝，是谓饮凉而痰热也。究之饮证亦自分凉热，其热者，多由于忧思过度，甚则或至癫狂，虽有饮而恒不外吐。其凉者，则由于心肺阳虚，如方名下所言种种诸情状。且其证，时吐稀涎，常觉短气，饮食廉少，是其明征也（后世谓痰之稀者为饮，稠者为痰，与《金匮》所载四饮名义不同）。（《医学衷中参西录·治痰饮方·理饮汤》）

○ 一妇人，年三十许。胸中满闷，不能饮食。医者纯用开破之药数剂，忽发寒热，脉变为迟。医者见脉迟，又兼寒热，方中加黄芪、桂枝、干姜各数钱，而仍多用破气之药。购药未服，愚应其邻家延请，适至其村，病家求为诊视，其脉迟而且弱。问其呼吸觉短气乎？答曰：今于服药数剂后，新添此证。知其胸中大气因服破气之药下陷。时医者在座，不便另为疏方。遂谓医曰：子方中所加之药，极为对证，然此对其胸中大气下陷，破气药分毫不可再用。遂单将所加之黄芪、桂枝、干姜煎服。寒热顿已，呼吸亦觉畅舒。后医者即方略为加减，又服数剂痊愈。(《医学衷中参西录·治大气下陷方·升陷汤》)

〇一妇人，年三十许。胸中满闷，时或作疼，鼻息发热，常常作渴。自言得之产后数日，劳力过度。其脉迟而无力，筹思再三，莫得病之端绪。姑以生山药一两，滋其津液，鸡内金二钱，陈皮一钱，理其疼闷，服后忽发寒热。再诊其脉，无力更甚，知其气分郁结，又下陷也。遂为制此汤（生黄芪六钱、知母三钱、当归身三钱、桂枝尖一钱半、柴胡钱半、乳香不去油三钱、没药不去油三钱。主治胸中大气下陷，又兼气分郁结，经络湮淤者。编者注），一剂诸病皆觉轻，又服四剂痊愈。(《医学衷中参西录·治大气下陷方·理郁升陷汤》)

〇一妇人，因临盆努力过甚，产后数日，胁下作疼，又十余日，更发寒热。其翁知医，投以生化汤两剂，病大见愈。迟数日，寒热又作。遂延他医调治，以为产后瘀血为恙，又兼受寒，于活血化瘀药中，重加干姜。数剂后，寒热益甚，连连饮水，不能解渴。时当仲夏，身热如炙，又复严裹厚被，略以展动，即觉冷气侵肤。后愚诊视，左脉沉细欲无，右脉沉紧，皆有数象。知其大气下陷，又为热药所伤也。其从前服生化汤觉轻者，全得川芎升提之力也。治以升陷汤（生箭芪六钱、知母三钱、柴胡一钱五分、桔梗一钱五分、升麻一钱。主治胸中大气下陷，气短不足以息，或努力呼吸，有似乎喘；或气息将停，危在顷刻。编者注），将方中知母改用八钱，又加玄参六钱，一剂而寒热已，亦不作渴。从前两日不食，至此遂能饮食。惟胁下微疼，继服拙拟理郁升陷汤（生黄芪六钱、知母三钱、当归身三钱、桂枝尖一钱半、柴胡钱半、乳香不去油三钱、没药不去油三钱。主治胸中大气下陷，又兼气分郁结，经络湮淤者。编者注），二剂痊愈。

按：产后虽有实热，若非寒温外感之热，忌用知母而不忌用玄参，以玄参原为治产乳之药，《本经》有明文也。此证虽得之产后，时已逾月，故敢放胆重用知母。

或问：紧为受寒之脉，故《伤寒》麻黄汤证其脉必紧。此证既为热药所伤，何以其右脉沉紧？答曰：脉沉紧者，其脉沉而有力也。夫有力当作洪象，此证因大气下陷，虽内有实热，不能鼓脉作起伏之势，故不为洪而为紧，且为沉紧也。其独见于右部者，以所服干姜之热，胃先受之也。

按：脉无起伏为弦，弦而有力，即紧脉也。若但弦则为寒矣。仲景平脉篇谓："双弦者寒，偏弦者饮。"究之饮为稀涎，亦多系因寒而成也。（《医学衷中参西录·治大气下陷方·升陷汤》）

○一人，年三十余。常觉胆怯，有时心口或少腹瞤动后，须臾觉有气起自下焦，上冲胸臆，郁而不伸，连作呃逆，脖项发热，即癫狂唱呼。其夹咽两旁内，突起若瘰疬，而不若瘰疬之硬。且精气不固，不寐而遗，上焦觉热，下焦觉凉。其脉左部平和，微嫌无力，右部直上直下（李士材《脉诀》云：直上直下冲脉昭昭），仿佛有力，而按之非真有力。从前屡次医治皆无效。此肾虚致冲气挟痰上冲，乱其心之神明也。投以此汤，减厚朴之半，加山萸肉（去净核）五钱，数剂诸病皆愈，惟觉短气。知系胸中大气下陷，投以拙拟升陷汤（生箭芪六钱、知母三钱、柴胡一钱五分、桔梗一钱五分、升麻一钱。主治胸中大气下陷，气短不足以息，或努力呼吸，有似乎喘；或气息将停，危在顷刻。编者注），去升麻、柴胡，加桂枝尖二钱，两剂而愈。盖此证，从前原有逆气上干，升麻、柴胡能升大气，恐兼升逆气，桂枝则升大气，兼降逆气，故以之代升、柴也。（《医学衷中参西录·治痰饮方·龙蚝理痰汤》）

○一人，年五十余。大怒之后，下痢月余始愈。自此胸中常觉满闷，饮食不能消化。数次延医服药，不外通利气分之品，即间有温补脾胃者，亦必杂以破气之药，愈服病愈增重。后愚诊视，其脉沉细微弱，至数甚迟。询其心中，常有觉凉之时，知其胸中大气下陷，兼上焦阳分虚损也。遂投以此汤（回阳升陷汤：生黄芪八钱、干姜六钱、当归身四钱、桂枝尖三钱、甘草一钱。主治心肺阳虚，大气又下陷者。编者注），十剂痊愈。后因怒，病又反复，医者即愚方加厚朴二钱，服后少腹下坠作疼，彻夜不能寐，复求为诊治，仍投以原方而愈。（《医学衷中参西录·治大气下陷方·回阳升陷汤》）

痹　证

○湖北医兵张某，患历节风证，西医名偻麻质斯，服其药年余无效，步履艰难，天未凉即着皮裤。诊其脉，浮数有力，知为经络虚而有热之象。遂用痿废门加味黄芪五物汤（生箭芪一两、於术五钱、当归五钱、桂枝尖三钱、秦艽三钱、广陈皮三钱、生杭芍五钱、生姜五片。热者加知母，凉者加附子，脉滑有痰者加半夏。主治历节风证，周身关节皆疼，或但四肢作疼，足不能行步，手不能持物。编者注），遵注热者加知母，又加生薏米、鲜桑枝、牛膝、木通。服一剂觉轻减，三剂离杖，五剂痊愈。

近年用此方治痛风、历节证，愈者甚多。若无热者，即用书中原方，亦甚效验（本案为他人所治。编者注）。（《医学衷中参西录·宗弟相臣来函》）

痿　证

○一妇人，年三十余。得下痿证，两腿痿废，不能屈伸，上半身常常自汗，胸中短气，少腹下坠，小便不利，寝不能寐。延医治疗数月，病势转增。诊其脉细如丝，右手尤甚。知其系胸中大气下陷，欲为疏方，病家疑而问曰："大气下陷之说，从前医者皆未言及。然病之本源，既为大气下陷，何以有种种诸证乎？"答曰："人之大气虽在胸中，实能统摄全身，今因大气下陷，全身无所统摄，肢体遂有废而不举之处，此两腿之所以痿废也。其自汗者，大气既陷外卫之气亦虚也。其不寐者，大气既陷，神魂无所依附也。小便不利者，三焦之气化不升则不降，上焦不能如雾，下焦即不能如渎也。至于胸中短气，少腹下坠，又为大气下陷之明征也。"遂治以升陷汤（生箭芪六钱、知母三钱、柴胡一钱五分、桔梗一钱五分、升麻一钱。主治胸中大气下陷，气短不足以息，或努力呼吸，有似乎喘；或气息将停，危在顷刻。编者注），因其自汗，加龙骨、牡蛎（皆不用煅）各五钱，两剂汗止，腿稍能屈伸，诸病亦见愈。继服拙拟理郁升陷汤（生黄芪六钱、知母三钱、当归身三钱、桂枝尖一钱半、柴胡钱半、乳香不去油三钱、没药不去油三钱。主治胸中大气下陷，又兼气分郁结，经络湮淤者。编者注）数剂，两腿渐能着力。然痿废既久，病在筋脉，非旦夕所能脱然。俾用舒筋通脉之品，制作丸药，久久服之，庶能痊愈。（《医学衷中参西录·治大气下陷方·升陷汤》）

腿　痛

○又族兄泰，年三十余，素强壮无病。壬戌中秋，因在田间掘壑，劳苦过甚，自觉气力不支，即在壑中吃烟休息，少缓须臾又复力作。至晚归家时，途中步行，觉两腿酸木不仁。及至夜间，两腿抽疼甚剧。适生在里，其弟扣门求为往治。诊其脉，迟滞而细，号呼不已，气逆不顺，身冷，小溲不利。遂用《衷中参西录》活络效灵丹（当归五钱、丹参五钱、生明乳香五钱、生明没药五钱。若为散，一剂分作四次服，温酒送下。主治气血凝滞，疲癖癥瘕，心腹疼痛，腿疼臂疼，内外疮疡，一切脏腑积聚，经络湮淤。编者注）方，加白芍三钱、桂枝尖二钱、生姜三片。一剂腿疼大减，小便即利，身冷亦退。再剂，霍然痊愈（本案为他人所治。编者注）。（《医

肌肤麻痹

○ 凡服桂枝汤原方，欲其出汗者，非啜粥不效。

赵晴初曰：族侄柏堂，二十一岁时，酒后寐中受风，遍身肌肤麻痹，搔之不知疼痒，饮食如常。时淮阴吴鞠通适寓伊芳家，投以桂枝汤，桂枝五钱、白芍四钱、甘草三钱、生姜三片、大枣两枚，水三杯，煎二杯，先服一杯，得汗止后服，不汗再服。并嘱弗夜膳，临睡腹觉饥，服药一杯，须臾啜热稀粥一碗，覆被取汗。柏堂如其法，只一服，便由头面至足，遍身漐漐得微汗，汗到处以手搔之，辄知疼痒，次日病若失。

观此医案，知欲用桂枝汤原方发汗者，必须啜粥，若不啜粥，即能发汗，恐亦无此功效（本案为他人所治。编者注）。(《医学衷中参西录·治伤寒方·加味桂枝代粥汤》)

奔 豚

○ 张继武，住天津河东吉家胡同，年四十五岁，业商，得冲气上冲兼奔豚证。

[病因] 初秋之时，患赤白痢证，医者两次用大黄下之，其痢愈而变为此证。

[证候] 每夜间当丑寅之交，有气起自下焦挟热上冲，行至中焦觉闷而且热，心中烦乱，迟十数分钟其气上出为呃，热即随之消矣。其脉大致近和平，惟两尺稍浮，按之不实。

[诊断] 此因病痢时，连服大黄下之，伤其下焦气化，而下焦之冲气遂挟肾中之相火上冲也。其在丑寅之交者，阳气上升之时也。宜用仲师桂枝加桂汤加减治之。

［处方］桂枝尖四钱、生怀山药一两、生芡实（捣碎）六钱、清半夏（水洗三次）四钱、生杭芍四钱、生龙骨（捣碎）四钱、生牡蛎（捣碎）四钱、生麦芽三钱、生鸡内金（黄色的捣）二钱、黄柏二钱、甘草二钱。

共煎汤一大盅，温服。

［效果］将药煎服两剂，病愈强半，遂即原方将桂枝改用三钱，又加净萸肉、甘枸杞各四钱，连服三剂痊愈。

［说明］凡气之逆者可降，郁者可升，惟此证冲气挟相火上冲，则升降皆无所施。桂枝一药而升降之性皆备，凡气之当升者遇之则升，气之当降者遇之则降，此诚天生使独而为不可思议之妙药也。山药、芡实皆能补肾，又皆能敛戢下焦气化；龙骨、牡蛎，亦收敛之品，然敛正气而不敛邪气，用于此证初无收敛过甚之虞，此四药并用，诚能于下焦之气化培养而镇安之也。用芍药、黄柏者，一泻肾中之相火，一泻肝中之相火，且桂枝性热，二药性凉，凉热相济，方能奏效。用麦芽、鸡内金者，所以运化诸药之力也。用甘草者，欲以缓肝之急，不使肝木助气冲相火上升也。至于服药后病愈强半，遂减轻桂枝加萸肉、枸杞者，俾肝肾壮旺自能扫除病根。(《医学衷中参西录·气病门·冲气上冲兼奔豚》)

第二节　妇科医案

痛　经

○曾治一人，年过三旬，居恒呼吸恒觉短气，饮食似畏寒凉。当行经时觉腰际下坠作疼。其脉象无力，至数稍迟。知其胸中大气虚而欲陷，是以呼吸气短，至行经时因气血下注大气亦随之下陷，是以腰际觉下坠作疼也。为疏方用生箭芪一两，桂枝尖、当归、生明没药各三钱。连服七八剂，其病遂愈。(《医学衷中参西录·论腰疼治法》)

不 孕 症

〇 一妇人,自二十出嫁,至三十未育子女。其夫商治于愚。因细询其性质禀赋,言生平最畏寒凉,热时亦不敢食瓜果。其经脉则大致调和,偶或后期两三日。知其下焦虚寒,因思《本经》谓紫石英"气味甘温,治女子风寒在子宫,绝孕十年无子"。遂为拟此汤（温冲汤:生山药八钱、当归身四钱、乌附子二钱、肉桂二钱、补骨脂三钱、小茴香二钱、核桃仁二钱、紫石英八钱、真鹿角胶二钱另炖,同服。主治妇人血海虚寒不育。编者注）,方中重用紫石英六钱,取其性温质重,能引诸药直达于冲中,而温暖之。服药三十余剂,而畏凉之病除。

后数月遂孕,连生子女。益信《本经》所谓治十年无子者,诚不误也。(《医学衷中参西录·治女科方·温冲汤》)

阴 挺

〇 一室女,年十五。因胸中大气下陷,二便觉常下坠,而小便尤甚。乃误认为小便不通,努力强便,阴中忽坠下一物,其形如桃,微露其尖,牵引腰际下坠作疼,夜间尤甚,剧时号呼不止。投以理郁升陷汤(生黄芪六钱、知母三钱、当归身三钱、桂枝尖一钱半、柴胡钱半、乳香不去油三钱、没药不去油三钱。主治胸中大气下陷,又兼气分郁结,经络湮淤者。编者注),将升麻加倍,二剂疼止,十剂后,其物全消。盖理郁升陷汤,原与升肝舒郁汤相似也。(《医学衷中参西录·治女科方·升肝舒郁汤》)

第三节 儿科医案

温 病

〇 辽宁小南关柴市旁,赫姓幼子,年五岁,得风温兼喘促证。

[病因] 季春下旬，在外边嬉戏，出汗受风，遂成温病。医治失宜，七八日间又添喘促。

[证候] 面红身热，喘息极迫促，痰声辘辘，目似不瞬。脉象浮滑，重按有力。指有紫纹，上透气关，启口视其舌，苔白而润。问其二便，言大便两日未行，小便微黄，然甚通利。

[诊断] 观此证状况已危至极点，然脉象见滑，虽主有痰亦足征阴分充足。且视其身体胖壮，知犹可治，宜用《金匮》小青龙加石膏汤，再加杏仁、川贝以利其肺气。

[处方] 麻黄一钱、桂枝尖一钱、生杭芍三钱、清半夏二钱、杏仁（去皮捣碎）二钱、川贝母（捣碎）二钱、五味子（捣碎）一钱、干姜六分、细辛六分、生石膏（捣细）一两；共煎汤一大盅，分两次温服下。

[方解]《金匮》小青龙加石膏汤，原治肺胀咳而上气烦躁而喘，然其石膏之分量，仅为麻桂三分之二（《金匮》小青龙加石膏汤，其石膏之分量原有差误），而此方中之生石膏则十倍于麻桂，诚以其面红身热，脉象有力，若不如此重用石膏，则麻、桂、姜、辛之热即不能用矣。又《伤寒论》小青龙汤加减之例，喘者去麻黄加杏仁，今加杏仁而不去麻黄者，因重用生石膏以监制麻黄，则麻黄即可不去也。

复诊　将药服尽一剂，喘愈强半，痰犹壅盛，肌肤犹灼热，大便犹未通下，脉象仍有力，拟再治以清热利痰之品。

[处方] 生石膏（捣细）二两、瓜蒌仁（炒捣）二两、生赭石（轧细）一两。共煎汤两盅，分三次徐徐温饮下。

[效果] 将药分三次服完，火退痰消，大便通下，病遂痊愈。

[说明] 此案曾登于《全国名医验案类编》，何廉臣评此案云："风温犯肺胀喘促，小儿尤多，病最危险，儿科专家，往往称为马脾风者此也。此案断定为外寒束内热，仿《金匮》小青龙加石膏汤，再加贝母开豁清泄，接方用二石、蒌仁等清镇滑降而痊。先开后降，步骤井然。惟五岁小儿能受如此重量，可见北方风气刚强，体质苗实，不比南方人之

体质柔弱也。正惟能受重剂，故能奏速功。"观何廉臣评语，虽亦推奖此案，而究嫌药量过重，致有南北分别之设想。不知此案药方之分量若作一次服，以治五岁孺子诚为过重。若分作三次服，则无论南北，凡身体胖壮之孺子皆可服也。试观近今新出之医书，治产后温病，有一剂用生石膏半斤者矣，曾见于刘蔚楚君《遇安斋证治丛录》，刘君原广东香山人也。治鼠疫病亦有一剂用生石膏半斤者矣，曾见于李健颐君《鼠疫新篇》，李君原福建平潭人也。若在北方治此等证，岂药之分量可再加增乎？由此知医者之治病用药，不可定存南北之见也。且愚亦尝南至汉皋矣，曾在彼处临证处方，未觉有异于北方，惟用发表之剂则南方出汗较易，其分量自宜从轻。然此乃地气寒暖之关系，非其身体强弱之关系也。既如此，一人之身则冬时发汗与夏时发汗，其所用药剂之轻重自迥殊也。

尝细验天地之气化，恒数十年而一变。仲景当日原先著《伤寒论》，后著《金匮要略》，《伤寒论》小青龙汤，原有五种加法，而独无加石膏之例。因当时无当加石膏之病也。至著《金匮》时，则有小青龙加石膏汤矣，想其时已现有当加石膏之病也。忆愚弱冠时，见医者治外感痰喘证，但投以小青龙汤原方即可治愈。后数年愚临证遇有外感痰喘证，但投以小青龙汤不效，必加生石膏数钱，方效。又迟数年必加生石膏两许，或至二两方效。由斯知为医者当随气化之转移，而时时与之消息，不可拘定成方而不知变通也。(《医学衷中参西录·温病门·风温兼喘促》)

呕　　吐

○ 又奉天省长公署科长侯寿平之哲嗣，年五岁，因服凉泻之药太过，致成慢惊，胃寒吐泻，常常瘛疭，精神昏愦，目睛上泛，有危在顷刻之象。为处方用熟地黄二两，生山药一两，干姜、附子、肉桂各二钱，净萸肉、野台参各三钱，煎汤一杯半，徐徐温饮下，吐泻瘛疭皆

止，精神亦振，似有烦躁之意，遂去干姜加生杭芍四钱，再服一剂痊愈。(《医学衷中参西录·地黄解》)

○愚治一六岁幼童患脾风，饮食下咽，移时即吐出，投以逐寒荡惊汤（胡椒、炮姜、肉桂各一钱，丁香十粒，共捣成细渣。以灶心土三两煮汤，澄清，药皆捣碎，不可久煎，肉桂又忌久煎，三四沸即可，煎药大半茶杯。编者注）不效。因思此方当以胡椒为主药，在药房中为罕用之品，或陈而减力。伴于食料铺中另买此味，且加倍用二钱，与诸药同煎服。一剂即将寒痰冲开，可以受食。继服加味理中地黄汤，数剂痊愈。(《医学衷中参西录·论脾风治法》)

○辽宁测量局长张孝孺君之幼孙，年四岁，得慢脾风证。

[病因]秋初恣食瓜果，久则损伤脾胃，消化力减犹不知戒，中秋节后遂成慢脾风证。

[证候]食欲大减，强食少许犹不能消化，医者犹投以消食开瘀之剂，脾胃益弱，浸至吐泻交作，间发抽掣，始求愚为诊视，周身肌肤灼热，其脉则微细欲无，昏睡露睛，神气虚弱。

[诊断]此证因脾胃虚寒，不能熟腐水谷消化饮食，所以作吐泻。且所食之物不能融化精微以生气血，惟多成寒饮，积于胃中溢于膈上，排挤心肺之阳外出，是以周身灼热而脉转微细，此里有真寒外作假热也。其昏睡露睛者，因眼胞属脾胃，其脾胃如此虚寒，眼胞必然紧缩，是以虽睡时而眼犹微睁也。其肢体抽掣者，因气血亏损，不能上达于脑以濡润斡旋其脑髓神经（《内经》谓上气不足，则脑为之不满。盖血随气升，气之上升者少，血之上升亦少。可知观囟门未合之小儿，患此证者，其囟门必然下陷，此实脑为不满之明证，亦即气血不能上达之明征也)，是以神经失其常司而肢体有时抽掣也。此当投以温暖之剂，健补脾胃以消其寒饮，诸病当自愈。

[处方]赤石脂（研细）一两、生怀山药六钱、熟怀地黄六钱、焦

白术三钱、乌附子二钱、广肉桂（去粗皮后入）二钱、干姜钱半、大云苓片钱半、炙甘草二钱、高丽参（捣为粗末）钱半。

药共十味，将前九味煎汤一大盅，分多次徐徐温服，每次皆送服参末少许。

[方解] 方中重用赤石脂者，为其在上能镇呕吐，在下能止泄泻也。人参为末送服者，因以治吐泻丸散优于汤剂，盖因丸散之渣滓能留恋于肠胃也。

[效果] 将药服完一剂，呕吐已止，泻愈强半，抽掣不复作，灼热亦大轻减，遂将干姜减去，白术改用四钱，再服一剂，其泻亦止。又即原方将附子减半，再加大甘枸杞五钱，服两剂病遂痊愈。

[说明] 按此证若呕吐过甚者，当先用《福幼编》逐寒荡惊汤开其寒饮，然后能受他药，而此证呕吐原不甚剧，是以未用。(《医学衷中参西录·痫痉癫狂门·慢脾风》)

○ 辽宁省公署科员侯寿平之幼子，年七岁，于季秋得慢脾风证。

[病因] 秋初病疟月余方愈，愈后觉左胁下痞硬，又屡服消瘀之品，致脾胃虚寒不能化食，浸至吐泻交作，兼发抽掣。

[证候] 日晡潮热，两颧发红，昏睡露睛，手足时作抽掣，剧时督脉紧而头向后仰（俗名角弓反张），无论饮食药物服后半点钟即吐出，且带出痰涎若干，时作泄泻，其脉象细数无力。

[诊断] 疟为肝胆所受之邪，木病侮土，是以久病疟者多伤脾胃。此证从前之左胁下痞硬，脾因受伤作胀也。而又多次服消导开破之品，则中焦气化愈伤，以致寒痰留饮积满上溢，迫激其心肺之阳上浮，则面红外越而身热，而其病本实则凉也。其不受饮食者，为寒痰所阻也；其兼泄泻者，下焦之气化不固也；其手足抽掣者，血虚不能荣筋养肝，则肝风内动而筋紧缩也；抽掣剧时头向后仰者，不但督脉因寒紧缩，且以督脉与神经相连，督脉病而脑髓神经亦病，是以改其常度而妄行也。拟

先用《福幼编》逐寒荡惊汤开其寒痰，俾其能进饮食斯为要务。

［**处方**］胡椒一钱、干姜一钱、肉桂一钱、丁香十粒（四味共捣成粗渣），高丽参一钱、甘草一钱。

先用灶心土三两煮汤澄清，以之代水，先煎人参、甘草七八沸，再入前四味同煎三四沸，取清汤八分杯，徐徐灌之。

［**方解**］此方即逐寒荡惊汤原方加人参、甘草也。原方干姜原系炮用，然炮之则其气轻浮，辣变为苦，其开通下达之力顿减，是以不如生者。特是生用之则苛辣过甚，故加甘草和之，且能逗留干姜之力使绵长也。又加人参者，欲以补助胸中大气以运化诸药之力，仲师所谓大气一转，其结（即痰饮）乃散也。又此方原以胡椒为主，若遇寒痰过甚者，可用至钱半。又此物在药局中原系备药，陈久则力减，宜向食料铺中买之。

复诊　将药服后呕吐即止，抽掣亦愈，而潮热泄泻亦似轻减，拟继用《福幼编》中加味理中地黄汤，略为加减俾服之。

［**处方**］熟怀地黄五钱、生怀山药五钱、焦白术三钱、大甘枸杞三钱、野党参二钱、炙箭芪二钱、干姜二钱、生杭芍二钱、净萸肉二钱、肉桂（后入）一钱、红枣（掰开）三枚、炙甘草一钱、胡桃（用仁捣碎）一个。

共煎汤一大盅，分多次徐徐温服下。

［**方解**］此方之药为温热并用之剂，热以补阳，温以滋阴，病本寒凉是以药宜温热，而独杂以性凉之芍药者，因此证凉在脾胃，不在肝胆，若但知暖其脾胃，不知凉其肝胆，则肝胆因服热药而生火，或更激动其所寄之相火，以致小便因之不利，其大便必益泄泻，芍药能凉肝胆，尤善利小便，且尤善敛阳气之浮越以退潮热，是以方中特加之也。

《福幼编》此方干姜亦系炮用，前方中之干姜变炮为生，以生者善止呕吐也。今呕吐已止，而干姜复生用者，诚以方中药多滞腻，犹恐因之生痰，以干姜生用之苛辣者开通之，则滞腻可化，而干姜苛辣过甚之性，即可因与滞腻之药并用而变为缓和，此药性之相合而化，亦即相得益彰也。

又此方原亦用灶心土煎汤以之代水煎药，而此时呕吐已止，故可不用。然须知灶心土含碱质甚多，凡柴中有碱质者烧余其碱多归灶心土，是以其所煮之汤苦咸，甚难下咽，愚即用时恒以灶圹红土代之。且灶心土一名伏龙肝，而雷敩谓用此土勿误用灶下土，宜用灶额中赤土，此与灶圹中红土无异，愚从前原未见其说，后得见之，自喜拙见与古暗合也。

[**效果**] 将药连服两剂，潮热与泄泻皆愈，脉象亦较前有力。遂去白术，将干姜改用一钱，又服两剂痊愈。(《医学衷中参西录·痫痉癫狂门·慢脾风》)

泄　泻

〇 治一五岁幼童，先治以逐寒荡惊汤（胡椒、炮姜、肉桂各一钱，丁香十粒，共捣成细渣。以灶心土三两煮汤，澄清，药皆捣碎，不可久煎，肉桂又忌久煎，三四沸即可，煎药大半茶杯。编者注），可进饮食矣，而滑泻殊甚。继投以加味理中地黄汤，一日连进两剂，泄泻不止，连所服之药亦皆泻出。遂改用红高丽参大者一支，轧为细末，又用生怀山药细末六钱煮作粥，送服参末一钱强。如此日服三次，其泻遂止。翌日仍用此方，恐作胀满，又于所服粥中调入西药白布圣六分，如此服至三日，病痊愈。(《医学衷中参西录·论脾风治法》)

惊　风

〇 族侄荫槃六岁时，曾患此证（指惊风。编者注）。饮食下咽，胸膈格拒，须臾吐出。如此数日，昏睡露睛，身渐发热。投以逐寒荡惊汤原方，尽剂未吐。欲接服加味理中地黄汤，其吐又作。恍悟，此药取之乡间小药坊，其胡椒必陈。且只用一钱，其力亦小。遂于食料铺中，买胡椒二钱，炮姜、肉桂、丁香，仍按原方，煎服一剂。而寒痰开豁，可以受食。继服加味理中地黄汤（熟地五钱，焦白术三钱，当归、党参、炙黄芪、炒补骨脂、炒枣仁、枸杞各二钱，炮姜、萸肉、炙草、肉桂各一钱，生姜三片，红枣三枚，胡桃仁二个，打碎为引。灶心土二两，煮水煎药。取浓汁一茶杯，加附子五分，煎水搀入。量小儿大小，分数次灌之。编者注），一剂而愈。

又方中所用灶心土，须为变更。凡草木之质，多含碱味。草木烧化，其碱味皆归灶心土中。若取其土煎汤，碱味浓厚，甚是难服，且与脾胃不宜。以灶圹内周遭火燎红色之土代之，则无碱味，其功效远胜于灶心土。（《医学衷中参西录·治小儿风证方·镇风汤》）

结　胸

○ 族侄荫棠七八岁时，疟疾愈后，忽然吐泻交作。时霍乱盛行，其家人皆以为霍乱证。诊其脉弦细而迟，六脉皆不闭塞。愚曰：此非霍乱。吐泻带有黏涎否？其家人谓偶有带时。愚曰：此寒痰结胸，格拒饮食，乃慢惊风将成之兆也。

投以逐寒荡惊汤（胡椒、炮姜、肉桂各一钱，丁香十粒，共捣成细渣。以灶心土三两煮汤，澄清，药皆捣碎，不可久煎，肉桂又忌久煎，三四沸即可，煎药大半茶杯。编者注）、加味理中地黄汤（熟地五钱，焦白术三钱，当归、党参、炙黄芪、炒补骨脂、炒枣仁、枸杞各二钱，炮姜、萸肉、炙草、肉桂各一钱，生姜三片，红枣三枚，胡桃仁二个，打碎为引。灶心土二两，煮水煎药。取浓汁一茶杯，加附子五分，煎水搀入。量小儿大小，分数次灌之。编者注）各一剂而愈。（《医学衷中参西录·治小儿风证方·镇风汤》）

虚　损

○ 一童子，年十三四，心身俱觉寒凉，饮食不化，常常短气，无论服何热药，皆分毫不觉热。其脉微弱而迟，右部兼沉。知其心肺阳分虚损，大气又下陷也。为制此汤（回阳升陷汤：生黄芪八钱、干姜六钱、当归身四钱、桂枝尖三钱、甘草一钱。主治心肺阳虚，大气又下陷者。编者注），服五剂，短气已愈，身心亦不若从前之寒凉。遂减桂枝之半，又服数剂痊愈。俾停药，日服生硫黄分许，以善其后。(《医学衷中参西录·治大气下陷方·回阳升陷汤》)

第四节　外科医案

破　伤　风

○ 表侄高淑言之族人，被贼用枪弹击透手心，中风抽掣，牙关紧闭。自牙缝连灌药无效，势已垂危。从前，其庄有因破伤预防中风，服此方（加味玉屏风散：生箭芪一两、白术八钱、当归六钱、桂枝尖钱半、防风钱半、黄蜡三钱、生白矾一钱。主治破伤后预防中风，或已中风而瘈疭，或因伤后房事不戒以致中风。编者注）者，淑言见而录之。至此，淑言将此方授族人，一剂而愈（本案为他人所治。编者注）。(《医学衷中参西录·治内外中风方·加味玉屏风散》)

○ 又一人，被伤后，因房事不戒，中风抽掣，服药不效。友人毛仙阁治之，亦投以此汤（加味玉屏风散：生箭芪一两、白术八钱、当归六钱、桂枝尖钱半、防风钱半、黄蜡三钱、生白矾一钱。主治破伤后预防中风，或已中风而瘈疭，或因伤后房事不戒以致中风。编者注）而愈（本案为他人所治。编者注）。(《医学衷中参西录·治内外中风方·加味玉屏风散》)

第五节　五官科医案

耳　　鸣

○ 愚在沧州贾官屯张寿田家治病，见有制丸药器具，问用此何为？答谓："舍妹日服礞石滚痰丸，恐药铺治不如法，故自制耳。"愚曰："礞石滚痰丸，原非常服之药，何日日服之。"寿田谓："舍妹素多痰饮，阻塞胃脘作胀满，一日不服滚痰丸，即不欲进食，今已服月余，亦无他变，想此药与其气质相宜耳。"愚再三驳阻，彼终不以为然。后隔数月，迎愚往为诊治，言从前服滚痰丸饮食加多，继则饮食渐减，后则一日不服药即不能进食，今则服药亦不能进食，日仅一餐，惟服稀粥少许，且时觉热气上浮，耳鸣欲聋。脉象浮大，按之甚软，知其心肺阳虚，脾胃气弱，为服苦寒攻泻之药太过，故病证脉象如斯也。拟治以理饮汤（干姜五钱，於术四钱，桂枝尖、生杭芍、茯苓片、炙甘草各二钱，陈皮、厚朴各钱半）。寿田谓："从前医者用桂、附，即觉上焦烦躁不能容受。"愚曰："桂、附原非正治心肺脾胃之药，况又些些用之，病重药轻，宜其不受，若拙拟理饮汤，与此证针芥相投，服之必效，若畏其药不敢轻服，单用干姜五钱、试服亦可。"于斯遂单将干姜五钱煎服，耳即不鸣，须臾觉胸次开通，可以进食。

继投以理饮汤，服数剂后，心中转觉甚凉，遂将干姜改用一两，甘草、厚朴亦稍加多，连服二十余剂痊愈。（《医学衷中参西录·干姜解》）

咽　干

○ 一少年咽喉常常发干，饮水连连不能解渴。诊其脉微弱迟濡，当系脾胃湿寒，不能健运，以致气化不升也。投以四君子汤加干姜、桂枝尖，方中白术重用两许，一剂其渴即止。（《医学衷中参西录·白术解》）

牙　疳

○ 尝观《弢园随笔录》，言其曾患牙疳，医者治以三黄、犀角纯寒之品，满口肉烂尽，而色白不知疼。后医者，改用肉桂、附子等品，一服知疼，连服十余剂而愈。夫人口中之肌肉，犹肠中之肌肉也。口中之肌肉，可因寒而腐烂，肠中之肌肉，独不可因寒而腐烂乎（本案为他人所治。编者注）？（《医学衷中参西录·治痢方·三宝粥》）